U0030279

擁抱暗黑

光電學家
教你健康好眠的
實用手冊

清華大學教授
周卓煇
著

〈專文推薦〉

光有多種 害無兩般

IDA 全球委員會成員、台灣暗空協會理事長
林正修

　　過去三年間，因為合歡山暗空認證與推動台灣的光害管制立法，我與國際暗空協會（IDA）時常密切交流，IDA 美國總部的夥伴們提醒我，台灣有位周教授早在 2015 年，就以燭光 OLED（有機發光二極體）路燈，獲得 IDA 當年度的照明設計獎。

　　這位得獎者正是清大材料系的周卓輝教授，多年來他呼籲各界重視室內照明中的藍光傷害，並以親歷者的角度，提出了專業解決方案，其中的甘苦與波折，證據與出路皆呈現在《擁抱暗黑》這本書中。

　　周教授在書中蒐羅全球最新資料，痛陳藍光對於眼睛與睡眠規律的傷害，在社會轉型過程中，我們仍然認為少眠是勤，多睡為惰，但大腦最新的研究發現，睡眠不是浪費時間，而是腦部深沉記憶的重組與排毒的必要機制，現代人睡眠最大的干擾，正是來自於 3C 產品中的夜間藍光。

　　周教授在書中倡議家庭的「數位宵禁」（Digital curfew），「宵禁」一詞聽來肅殺，其實就是在家人之間能否形成共識，

在入夜以後不再使用 3C 產品，提早降低照明強度，為舒眠預作準備。書中引用各類證據，說明現代人希望工作要有精神，希望代謝減肥有成，膚質視力完好，無一不與睡眠有關。

> 照明之用，在於豐富夜間生活，但一百多年來人類只見其利，未知其弊。
>
> 照明與電子產品之害，在於多以非必要的訊息透支了睡眠時間，雖勤實惰。

周教授在本書中走出工科人既有的框架，以罕見的知識跨距與探索精神，開展了反省照明的全新視野。書中提到 OLED 的產業願景，值得業內人士與政府高層深思，台灣幸有周教授如此之先驅人物，但於此相比，台灣的光害立法與關於藍害的臨床研究卻遠遠落後，需要保護暗夜的暗空運動與關注室內的藍害覺醒分進合擊。

禪門名著《碧巖錄》中曾言：「一有多種，二無兩般」。可見光（400 ～ 700nm）有不同波段，可見光之外更還有不同波長的無線電波，可謂波有多種，但對人眼與睡眠傷害最深的，就是泛稱藍光的藍靛紫等短波長頻段，無論看起來是否近似白光，可說是害無兩般。禪唱中接著說道：「難，難，揀擇明白君自看」。

此書就是揀擇燈具與找回健康舒眠的法門，擁抱暗黑，叩問自己。

〈專文推薦〉

讓我們一起「擁抱暗黑」

台大醫院眼科部主治醫師
葉伯廷

目者心之使也，心者神之舍也。

——《黃帝內經》靈樞·大惑論

經由眼睛可以感受天地晝夜循環，季節更迭，大地循環，生生不息。億萬年來，地球的生物，包括萬物之靈的人類，經過不斷的演化，逐漸發展了一套適合地球節律的生理時鐘。在此系統下，眼睛就是光線的感受器，在規律的光與暗的交替節奏下，正確地調控我們的生理機能。

近一世紀來，隨著工業興起，人工照明設備逐漸普遍，人造燈光已經取代了月光與星光，我們漸漸地不知道「暗空」為何物，世界各角落都有「不夜城」，當我們正慶幸人類科技與經濟達到巔峰時，殊不知人類造成的光害已經悄悄地對自然界的生物造成不可彌補的傷害：趨光昆蟲被燈具吸引而滅絕，鳥類因為城市燈光而迷航，農作物也因夜間照明而使收成減少。而對人類而言，人工燈具的演變，從過去燭光，煤氣燈，電燈泡，日光燈，白熾燈，一直到現今號稱又省電又明亮的LED燈。

由於 LED 燈光譜中含有一支高峰的藍光光譜，這些 LED 燈若在夜間使用，將會造成失眠，賀爾蒙分泌失調，甚至造成相關的癌症發生。這些光害造成的影響，大多數人並不清楚，知道了也不是很在意；在辦公室，在教室，在家中的照明設備，一味地追求省電、明亮，殊不知這麼做，有可能對身體健康造成影響。

「友善光源」一直是本書作者清華大學周卓煇教授所追求的光，不會影響昆蟲的習性，不會造成夜行性動物的作息，也不會干擾植物的生長，更重要的是不會影響人類的生理時鐘。雖然身為一位醫師，本應為全民健康而努力，但是，我深深覺得周教授比我還更具備醫者之心，考量大家的健康，發揮他在材料科學上的專長，而苦心研發有益身心的「友善光源」。

很多人並不了解「友善光源」的重要性，令人振奮的是周教授出版《擁抱暗黑》這本書，書中深入淺出介紹光的黑暗面，藍光與光害，光害汙染對人體生理的影響：失眠、生理時鐘的紊亂、肥胖、增加罹癌的機會；最後周教授介紹大家無藍害「友善光源」的重要以及目前的暗黑行動計畫，希望藉此能夠為我們的後代保護夜空，促進健康。不要遲疑，就從現在讓我們一起「擁抱暗黑」。

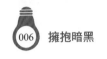

作者序

「暗黑竟然有它的光明面！」

「擁抱暗黑，可以讓人長壽、健康、美麗，我怎好拒絕？」

「水亮動人的皮膚，竟然也跟擁抱暗黑有關。」

「哇！睡飽才不容易肥胖，太神奇了！」

「擁抱暗黑，可以遠離阿茲海默症，真是美妙！」

「擁抱暗黑，可以長高！（當然是指還在成長的小孩子）。」

「擁抱暗黑，可以變聰明！（至少不會像熬夜唸書，越唸越笨。）」……

「好了，好了，我知道了，『擁抱暗黑』好處多多。」

這次新冠疫情，席捲全球；感染者當中，最容易致死的，莫過於「三高」患者，或是免疫力低弱的；令人驚訝的是，長期夜光曝照的人，也就是長期遠離暗黑的人，竟然就是「三高」的好發者；而免疫力的低弱，也是同樣的原因。

這次新冠疫情，迅速放大了「宅教育」，大量刺激了「宅經濟」，迫使人類進入一個令人痛苦的「宅世紀」；人們，頓然失去前所未惜的自由；從此，生活如同在禁閉室，又帶著莫

名的恐懼。

雪上加霜的是，這「宅世紀」，還伴隨著空前巨大的「藍害海嘯」；尤其是「宅教育」，迫使人們巨量的使用 3C 產品；而 3C 螢幕裡頭富含的藍光，正好大量肆虐人們原已內傷的眼睛與身體。

我們可以預期的是，近視加重、白內障、青光眼、黃斑部病變、視網膜剝離、眼睛中風、眼癌，將快速攀升。

眼睛病變加劇之外，夜間電子藍光造成的失眠、肥胖、第二型糖尿病、心血管疾病、攝護腺癌、乳癌、腸癌……甚至阿茲海默症，也只會變得更加嚴峻。

怎麼辦？

趕快大聲對我們周遭親愛的家人與朋友說：「擁抱暗黑吧！」如果您有外國朋友，只要告訴他們兩個字：「Embrace darkness ！」

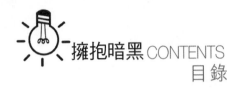

擁抱暗黑 CONTENTS
目錄

第三章　用光有時，用好光　143

第四章　五個預防方法，三個簡單動作　　241

第一章

為什麼

我們需要暗黑？

暗黑指數小測驗

你和家人擁有良好的生活作息嗎？先玩一下「暗黑指數小測驗」，幫自己、另一半、父母或孩子做答，再看大家的得分結果如何：

1.（ ）睡覺時，我的臥室是
　　（A）開著小燈、（B）窗外有燈、（C）接近全黑、
　　（D）全黑

2.（ ）睡覺前，我的電視是
　　（A）一直在看、（B）多半有看、（C）偶爾有看、
　　（D）關著

3.（ ）睡覺前，我的電腦或平板電腦是
　　（A）一直在用、（B）多半有用、（C）偶爾有用、
　　（D）關著

4.（ ）睡覺前，我的是手機是
　　（A）一直在滑、（B）多半有滑、（C）偶爾有滑、
　　（D）關著

5.（ ）睡覺前一小時，我的燈是
　　（A）一直開著、（B）多半開著、（C）偶爾開著、
　　（D）關著

6.（ ）黃昏後到就寢前一小時的燈光亮度
　　（A）可看書、（B）用餐夠且菜色明、（C）夾菜可但閱報難、
　　（D）周遭可見惟近黑白

7.（ ）居家燈光的主要光色是
　　（A）藍白冷白、（B）純白微黃、（C）黃白暖白、
　　（D）橘白如燭

8.（ ）熬夜對我而言是

（A）經常如此、（B）稀鬆平常、（C）偶一為之、
（D）全力避免

9.（　）我的睡眠模式是

（A）晚睡早起、（B）晚睡晚起、（C）早睡晚起、
（D）早睡早起

10.（　）我的睡眠時數是

≥ 65 歲組：（A）＜ 5 小時、（B）5 ～ 7 小時、（C）7 ～
9 小時、（D）＞ 9 小時

26 ～ 64 歲組：（A）＜ 6 小時、（B）6 ～ 8 小時、（C）8 ～
10 小時、（D）＞ 10 小時

18 ～ 25 歲組：（A）＜ 6 小時、（B）6 ～ 8 小時、（C）8 ～
10 小時、（D）＞ 10 小時

14 ～ 17 歲組：（A）＜ 7 小時、（B）7 ～ 9 小時、（C）9 ～
11 小時、（D）＞ 11 小時

6 ～ 13 歲組：（A）＜ 7 小時、（B）7 ～ 9 小時、（C）9 ～
12 小時、（D）＞ 12 小時

計分方式：選 A 為負 10 分、選 B 為負 5 分、選 C 為正 5 分、選 D
為正 10 分

得分：＿＿＿＿＿＿＿＿＿

註解：

　　如果得分是正 100，代表你很注重身體健康，或是你非常懂得過健
康生活。

　　若是負 100，你可能正在傷害自己的身體健康，或是健康已亮起紅
燈，必須從現在開始調整生活作息。

　　如果得分為 0，表示你有 5 項生活好習慣和 5 項生活壞習慣。只要
能將每一個壞習慣改成好習慣，即可獲得 20 分。

　　唯有良好的生活作息，才能擁有健康的身體，大家一起努力吧！

1-1 我們都知道要日作夜息，但是……

照明，是光的重要功能之一。光為萬物帶來了光明，有光的照射，植物得以進行光合作用而生長，萬物才能生存。有光的照射，萬物才得以看見，方便活動。地球上大部分生物的活動時間，都跟隨日光而運作，人也不例外。在沒有人造光之前，人類只能仰賴太陽，趁著白天努力工作，偶爾再憑藉月亮的微光，從事夜晚還必須處理的事情。

古人日作夜息，現代人日夜顛倒

在工業發達以前，人們利用精力與活動力最旺盛的白天，外出採集打獵，蒐集生活所需的物資；入夜之後，身體代謝降低，進入休眠狀態，儲備隔天活動所需的體力。因此，古人「日出而作，日落而息」，非常符合生理時鐘的運作。

然而，隨著文明的進展，電燈的發明打破了晝夜的規律交替，並影響人體的自然韻律，有時甚至因為加班工作、夜間娛樂而使生活作息大亂。結果，現代人熬夜晚睡、作息日夜顛倒，反而成為家常便飯。

回想一下：當白日將盡，該做的事情還沒有做完，你是否常選擇先趕工作進度，犧牲睡眠，待週末時再一次睡到飽？累了一天，打算放鬆一下，於是開始滑手機傳訊息、看電視追劇，再吃些宵夜填飽肚子，一不小心就追到半夜一、兩點？最後，身體緊繃，精神還處於亢奮狀態，想睡而睡不著。

　　每次睡前，我若是處理公事，無論是回覆電郵、修改論文或撰寫計畫，今晚大概就無法一夜好眠。歷經多次失眠的教訓之後，我領悟到兩件事，一是重新解讀所謂的「今日事今日畢」。也就是說，今日白天可以做完的事，今日白天做完，如果做不完，留待明天再做。至於今夜呢？只要做好一件事，那就是「今夜要徹底休息」。

　　失眠教我的另一件事，則是「長期晚睡或應該睡而不去睡，等於慢性自殺！」因為長期睡眠不足，易使人的思考和反應變得遲鈍、記憶力衰退、判斷力變差，還會對身體造成永久性的傷害，更是加速老化、推向死亡的禍首。在新聞報導中，不時可看到年輕人在網咖連玩數天後暴斃，或是上班族、大學教授罹患重感冒又熬夜而猝死。這些案例在在都說明了長期晚睡或熬夜，將帶來嚴重的危害。

養成好習慣，帶來正向改變

　　儘管大家都知道要日作夜息，要真正做到卻是不容易。有幾次，好了傷疤忘了痛，入夜心癢又忍不住加了班，結果當然

是得不償失，長期下來睡眠品質不佳。好習慣養成不易，一旦養成，終生受用不盡；壞習慣卻很容易養成，萬一養成，一輩子受制於此。

若能意識到好習慣的巨大力量，以及壞習慣的惡果，下定決心、願意改變，並養成好習慣，就能為自己的身體健康和人生，帶來正向的改變。如果不希望自己半夜還精力充沛，白天醒來卻感覺昏昏沉沉，從現在起，不妨多學古人按照晝夜規律、順著生理時鐘生活，才是健康的根本。

1-2　光的黑暗面：光害、光汙染、藍光、光毒

你有多久沒看到星空了？有了光害後，就很難看到星星。當暗夜消失，星空不再，未來下一代恐將更難體會梵谷名畫《星夜》（Starry Night）之美，說不定會以為那只是梵谷的幻想，或只是一幅抽象畫而已。

當便利的照明電燈取代了友善的蠟燭和油燈，電燈裡過多的藍光，卻汙染了夜空，也破壞了自然生態。於是，光害悄悄形成，就像無形的空氣汙染，對人體產生危害。

近年來，科學家發現，夜間接受過多的光線，恐將導致乳癌與攝護腺癌，而且可能引發心血管疾病、糖尿病。這些疾病都名列國人十大死因之中。從現在起，我們必須有所行動，莫讓光害發生、重蹈空汙害命憾事。

3C 產品越普及，光害越大

其實，人造光不只出現在燈泡、燈管，更普遍存在於 3C 產品中。如果電力照明會引發健康隱憂，3C 產品螢幕的背光光線引起的光害，豈不是更加嚴重？

　　沒錯，越來越多的研究證實，3C 產品螢幕發出的藍光，同樣會對身體造成傷害。除了夜間的電力照明會導致諸多生理疾病外，電視、電腦及手機等 3C 產品的光線，更是不分晝夜地傷害我們的眼睛與身體健康。

　　10 年前，為了撰寫第一本教科書《工程倫理：100 個個案故事》，我每天至少花 10 小時長時間直視發亮的電腦螢幕。沒多久，眼睛變得容易酸澀，視力也變得模糊，開始知道什麼是「飛蚊症」。當時，在將近半年內，寫完 30 多萬字之後，我發現我的左眼不只是「飛蚊症」而已，竟然還有「群蚊亂舞」。

　　接著進行第二本教科書《OLED 導論》，除了又硬又難寫外，要查閱更多研究報告，繪製更多圖表。我每天盯電腦的時間，最多可高達 14 小時。眼睛酸澀的次數與時間變多，視力不時變得模糊。結果，不僅左眼「群蚊亂飛」的問題更加嚴重，就連右眼也開始出現大蚊飛來，甚至還多了黃斑部病變，眼睛正中央看到的文字或數字，因畫面嚴重扭曲、變形而難以辨識。

　　由此可見，智慧型手機、平板電腦問世後，光害問題變得更加嚴峻。原本，回到家，打開電視機，才會收看偶像劇、電視影集。如今，人手一機，隨時隨地都能追劇，讓眼睛和大腦片刻都不得閒。

　　原本 50 吋的畫面，縮小成 5 吋的螢幕，使得人眼更聚焦、更靠近光源，因而承受更大的光害。即使不追劇，有些上班族

猶如「拚命三郎」，不論是通勤時間或上下班前後，都使用智慧型手機收發信、處理公事，完全打破了上班與下班的界線，加劇眼睛與大腦的負荷量。

隨著 3C 產品日益普及，3C 產品所帶來的光害將遠超過於電力照明設備。除非我們立即想辦法改善，否則這樣的傷害將會持續擴大。

藍光造成夜空汙染

藍光所帶來的傷害，不只是我們的健康，還有美麗的夜空。根據國際暗空協會（International Dark-Sky Association，簡稱 IDA）發布「為何夜晚藍光是壞的？」報告中指出，含有大量藍光成分的戶外照明，會使夜空變得更加惡化，而且與藍光較少的戶外照明相比，其汙染的夜空範圍也更廣大。

在這份報告中，一項記錄全球光汙染的開創性研究發現，全球 83％的人口生活在光汙染的天空下；美國和歐洲的情況，則更加糟糕，超過 99％的居民生活在人為的霞光（skyglow）下。

2016 年，義大利光害科學與技術研究所研究人員法爾奇（Fabio Falchi）等人發表了新版的《人造夜空亮度世界地圖集》（*World Atlas of Artificial Night Sky Brightness*）。

法爾奇在報告中指出，有三分之一以上的人類看不見銀河，其中包含 60％的歐洲人和將近 80％的北美人。更甚的是，

全球介於北緯 75 度和南緯 60 度之間陸地中，有 23％的面積，歐洲陸地也有 88％面積，以及將近一半的美國土地，都暴露在光汙染的夜空下。其中，新加坡、聖馬利諾、科威特、卡達都是全球光汙染非常嚴重的國家，即使入夜後，整個街道、天空，無處不明亮。

這些夜空汙染與街燈、路燈的光色密切相關。法爾奇等人認為，與黃色的高壓鈉燈相比，使用 4,000K（介於冷白光與黃白光之間）燈具的街道和戶外照明，可能導致 2.5 倍的光汙染。而含藍光多的高色溫光源，也比含藍光少的低色溫光源汙染性高。使用高色溫光源和白光 LED，也會出現其他問題，例如需要較長時間才能恢復「暗適應」（dark adaptation）。

當我們從明亮環境中突然進入暗處時，最初看不見任何東西，經過一定時間後，視覺敏感度才慢慢增高，逐漸適應暗處，並看清在暗處的物體。這樣的過程稱為「暗適應」，也就是視網膜對暗處的適應能力。可是，當人們長期生活在明亮的夜空下，專門用於暗黑情況的暗視覺細胞鮮少啟用，將會造成眼睛無法完全適應暗夜的環境。

人類和動物都會受到光的毒害

美國傑佛遜大學（2017 年與費城大學合併）神經科學家布蘭勒（George Brainard）曾形容說：「光雖然不是藥，卻像藥物一樣，會對人體產生作用。」藥物用過多或用錯，會對人體

造成毒害；夜光亦不例外，用過多或用錯，將變成一種毒害，可稱之為「光毒」。

在推理漫畫《名偵探柯南》中，柯南吃了縮小藥丸，變成小學一年級時的模樣。但現代的國高中生因為課業壓力過大，經常熬夜晚睡，不知不覺的習慣「亮夜」，彷彿中了光的毒害，所以長不高。老一輩的人常說：「一暝（眠）大一寸。」當孩子正值發育的黃金時期，建議最好要把握每天的黃金睡眠時間，一天至少睡足 8、9 小時。

夜光也會造成生態破壞。美國兩位研究學者隆可（Travis Longcore）和芮琪（Catherine Rich）共同發表的〈生態光汙染〉（Ecological Light Pollution），提到人造夜光會導致野生動物迷失方向或造成不自然的刺激，破壞物種繁殖與平衡。

在這份報告中，可以看到許多夜光衝擊生態的案例。例如剛孵化的小海龜受海灘燈光影響，沒有游向大海，反而爬回陸地，結果成為成群海鳥或其他掠食動物的囊中物。螢火蟲利用腹部末端發出的螢光來嚇阻掠食者，其螢光特有的頻率和顏色也可用來吸引同類配偶。可是，明亮的人工夜光，卻大大蓋過了這樣的訊號。

如果這個世界繼續變得更亮，整個人類恐將不再有看過星星的經驗，正如同美國科幻小說家阿西莫夫（Isaac Asimov）在《夜幕低垂》（*Nightfall*）中所描述，凱葛星擁有 6 個太陽，星球上的居民從未見過黑夜。

　　但如果我們能成功控制光害，勇敢向光汙染、藍害說「不」，將可重新擁抱暗黑，重拾健康的身體，而我們的下一代也才有機會親身感受星空的魅力。

1-3　電力照明引發乳癌、攝護腺癌攀升

　　光害汙染是一種新型態的環境汙染，不但對海龜和昆蟲等動物造成傷害，妨礙天文學的星空觀測，也危害人體健康，嚴重擾亂生理時鐘的自然運作。過分明亮的夜間環境，究竟會對人體生理功能帶來什麼影響？

　　我們先來個快問快答：全球婦女乳癌罹患率攀升的因素是什麼？

　　A. 吃太多炸雞

　　B. 喝太多咖啡

　　C. 照太多夜光

　　D. 吸太多霧霾

　　答案：C。

　　乳癌是現今全世界最常見威脅女性生命的癌症。醫學界長期研究乳癌發生的可能原因，經反覆驗證後發現，人造的「夜光」，應可用來解釋全球婦女乳癌發生率提高的現象。

夜間照光提高女性罹患乳癌機率

2014 年，美國康乃狄克大學保健中心流行病學家史帝芬斯（Richard Stevens）等 5 位學者在全球著名的《臨床醫師癌症期刊》（*CA: A Cancer Journal for Clinicians*）上指出，長期夜光曝照，容易引發乳癌和攝護腺癌。

這篇研究報告名為〈現代世界電力照明引發乳癌及節律破壞〉（Breast Cancer and Circadian Disruption from Electric Lighting in the Modern World），一發表後旋即震撼全球。

史帝芬斯等人根據他們畢生的研究，加上回顧與評論在醫學及光科學領域最具代表性的 150 篇學術論文，然後再從龐大數據與眾多論述中，找到乳癌與攝護腺癌的可能原因，那就是：在暗夜時分越點越亮的「電力照明」。

他們還發現，在工業化程度最高的國家，乳癌罹患風險最高，但正在發展中的地區，此風險也迅速竄升中。所謂「工業化」最明顯的特徵是，無論屋裡屋外，有越來越多的電力用以照亮夜晚。

直到最近，科學家才確認，這種人造但非自然的夜光曝照，足以干擾人體的晝夜節律性，妨礙褪黑激素（melatonin）分泌，破壞睡眠和生理時鐘的自然運作。在夜晚分泌的褪黑激素，是調整人體入睡與甦醒循環的荷爾蒙，可抑制腫瘤生長。血液中褪黑激素減少時，會使受損的細胞難以修復，長期下來將導致

發炎、引發細胞病變。

最重要的是，他們發現，無論是在細胞、囓齒動物或人類上的實驗，研究結果均一致表明：「晝夜節律遭破壞後，可能真的會影響健康。」

文中指出，在一項創新實驗中，五位作者之一的布拉斯克（David E. Blask）將婦女的乳癌細胞移植到裸鼠身上，當裸鼠受到夜光照射時，這些乳癌細胞顯著成長。接著，布拉斯克在夜間未曝照過夜光的年輕婦女身上抽取血液，再將血液淋到裸鼠乳癌細胞上。結果，明顯抑制了乳癌細胞增長。

布拉斯克解釋說，這是因為該血液中含有充分的褪黑激素，能抑制腫瘤生長。反之，若從曝照夜光的婦女身上抽取血液，因缺乏褪黑激素，將使裸鼠乳癌細胞持續成長。奇特的是，如果將褪黑激素添加到這些原本抗瘤無效的血液時，居然可以開始發揮抑制腫瘤的功能。因此，科學家推論，夜光照射造成人體應有的褪黑激素分泌不足，無法有效抑制腫瘤，最後致生癌症。

輪班工作女性 vs. 盲婦，誰的風險較高？

史帝芬斯等人表示，「夜間照光會增加乳癌風險」的理論，已有初步預測。這些預測也正在進行流行病學的測試，截至目前為止，已獲得 3 項具體證據，包括：輪班工作者的風險、盲婦的風險，以及睡眠時段對風險的影響。

報告中明確指出，上夜班或做輪班工作的婦女，罹患乳癌風險較高。事實上，國際癌症研究署（International Agency for Research on Cancer，簡稱 IARC）也將涉有破壞晝夜節律的輪班工作，列為可能的致癌因子。2012 年，美國醫學會（American Medical Association）也將夜光（light at night）的各種健康危害，納入其政策聲明中。

自從 IARC 將輪班工作歸類為二類型的致癌因子後，有至少 7 個流行病學的研究結果出爐；其中，5 項研究支持此論述，另 2 項則是不支持或不明確。

然而，夜班和輪班仍有所區別，尤其是對健康的影響。夜班包含大夜班和小夜班，前者即為西方人形容的「墓園班」（graveyard shift），足見人們對這個時段值班的害怕或厭惡。

有研究發現，雖然夜班不如日班，大夜班又不如小夜班，但固定的夜班，都比不固定的輪班好。也就是說，固定上夜班，人們至少還能藉著生理時鐘的調整，依然過著有規律作息的生活。反之，不固定的輪班，則徹底破壞日夜節律，讓身心承受極大痛苦，更遑論日後可能伴隨而來的各種疾病。因此，從事癌症研究的流行病理學家認為，輪班可以當作是「夜光曝照」與「節律破壞」的代名詞。

假如「夜間照光會增加乳癌風險」理論是正確的，那麼完全看不到、感受不到光線的全盲婦女，罹患乳癌機率是否較低？

針對這樣的質疑，美國疾病管制局流行病學家漢恩（Robert A. Hahn）的研究，率先提供了證據。儘管他研究的個案數量較少，但後續有 4 項研究也確認了他的預測：「比起視力不佳的婦女，盲婦也許有較低的乳癌風險。」

　　為何會有這樣的差異？史帝芬斯等人推論，由於盲婦完全接收不到光線，使得大腦分泌褪黑激素不會受到電力照明干擾，可是視力不佳的婦女則不然。這也再一次證明，夜間照光確實會影響身體健康。

社區燈光越亮，罹患乳癌機率越高

　　2008 年，以色列本古里安大學地理與環境發展系副教授克魯格（Itai Kloog）等人曾研究社區燈光與乳癌的關係。他們利用衛星照片，分析以色列境內 147 個社區的燈光亮度。結果發現，住在社區燈光最亮地區的婦女，罹患乳癌機率，比住在最暗地區的女性高出 73％。

　　這樣的結果令人覺得很諷刺，人們原以為夜光、路燈會帶來安全，沒想到竟然是更加危險，甚至威脅身體健康。住在夜光汙染最低的地區，反而是越安全，至少可以遠離乳癌的隱憂。這又證明了「擁抱暗黑」對健康的好處。

　　可是，只有以色列如此嗎？其他地區有無類似現象？

　　2010 年，克魯格等人隨即發表以國家為單位的研究。結果顯示，居住在夜間燈光最亮國家的婦女，罹患乳癌機率，比住

在最暗國家的女性多出 30％到 50％。這說明了夜光汙染造成乳癌罹患率升高，是全球性的現象，以色列並非特例。這項研究結果也可用以解釋為何夜空汙染較少的中非地區，其婦女乳癌發生率也較低，每 10 萬人有 27 例，而北美地區則是 92 例。

在克魯格發表了「社區燈光越亮，乳癌罹患機率越高」的理論之後，為驗證這個重要的理論，以色列海法大學自然資源與環境管理系教授波爾諾夫（Boris A. Portnov）等人以美國康乃狄克州為研究區域，並於 2016 年發表結果。他們指出，相較於夜光最低的區域，夜光最亮區域婦女罹患乳癌的風險高出 63％左右。值得關注的是，這項夜光與乳癌發病率的關聯，在停經前婦女身上是最強的。

同樣根據衛星數據來分析戶外燈光亮度，加州大學舊金山分校醫學院教授赫爾利（Susan Hurley）等人在 2014 年也有類似發現。他們針對加州 106,731 位女性教師做分析。結果發現，居住在戶外照明為前五分之一亮地區的女老師，乳癌罹患風險高出 12％；若是停經前老師的風險，則高出 34％。

在 1995 年到 2010 年間，共發現 5,095 個轉移性乳癌的確診案例，相當於每年 0.318％的罹患率，也就是每 10 萬人有 318 例，遠高於全美國各州平均的 92.9 例。

這是否意味著加州的夜光汙染較全國平均更為嚴重？抑或教師的工作量較重，需要入夜加班，批改報告、作業、試卷等，所以夜光曝照較一般婦女來得多，進而導致乳癌罹患風險

較高。這些都有待進一步的研究與瞭解。

人造夜光增加男性攝護腺癌風險

夜間人工照明不只會提高女性乳癌罹患率，也會增加男性發生攝護腺癌的風險。這兩種癌症都與荷爾蒙密切相關。

2013 年，冰島大學醫學院教授希掛搭都地亞（Lara G Sigurdardottir）等人的研究發現，在冰島地區，睡眠品質差的男性罹患攝護腺癌的機率，比睡眠品質好的男性高出 2 倍。同年，美國國家航空暨太空總署疲勞對策實驗室主任菲林伊凡斯（Erin E. Flynn-Evans）等人研究指出，上非日班（non-day shifts）的男性，攝護腺特異抗原（prostate-specific antigen，簡稱 PSA）的濃度特別高，發生攝護腺癌機率也比較高。

除了睡眠品質、輪班工作之外，LED 路燈藍光也成為男性罹患攝護腺癌的危險因子。2018 年，國際權威期刊《環境健康展望》（*Environmental Health Perspectives*）的研究指出，接觸室外 LED 藍光，可能會提高罹患乳癌或攝護腺癌的風險。

這篇論文名為〈評估西班牙夜間人工照明與乳癌和攝護腺癌風險的關聯性〉（Evaluating the Association between Artificial Light-at-Night Exposure and Breast and Prostate Cancer Risk in Spain），調查了巴塞隆納與馬德里 11 個地區的人造夜光，並結合西班牙、英國與加拿大等國 24 位學者的研究成果。

該報告指出，從 2008 年到 2013 年為期 5 年的追蹤中，攝

護腺癌及乳癌的攀升，與戶外 LED 路燈的藍光多寡有正向相關。LED 路燈散發出的藍光，降低褪黑激素的分泌，增加與荷爾蒙有關的癌症罹患風險；其中，女性罹患乳癌的風險高出 47％，男性罹患攝護腺癌的風險多出 105％。這些戶外燈光的光譜證據，主要來自國際太空站（International Space Station）所拍攝的照片。

室內夜光明暗是否影響癌症發生率？

不過，癌症發生率與室內夜間光線明暗的關聯性，目前尚未有定論，一來是因問卷題目設計不夠精確，二來是樣本數可能過少。

赫爾利等人為取得室內夜間光線明暗的數據，在問卷設計先問：「在過去一年內，你晚上在家睡覺時，有使用過明亮的燈光嗎？」若是肯定答案，才續答以下 3 個與用燈頻率相關的問題，分別是：

一、共多少個月（0～3、4～6、7～9、10 個月以上）；

二、每週平均多少天（1～3、4～5、6 天以上）；

三、每天平均多少小時（1～2、3～4、5～6、7 個小時以上）。

研究人員再將這些數據整理成 4 個夜光使用群組，分別是：

一、非使用者（睡覺時，未使用過明亮燈光）；

二、重度使用者（10 個月以上，每週 5 天以上，每天 7 個
　　小時以上）；

三、輕度使用者（0 ～ 3 個月，每週 1 ～ 3 天，每天 1 ～
　　2 個小時）；

四、中度使用者（非以上者）。

　　這份問卷調查時間為 1995 年到 1996 年間，不代表這些女
老師在 1994 年以前，也都維持這樣的用燈習慣。而且燈光亮
不亮、暗不暗，又是個人主觀感受。此外，根據研究人員說明，
此關聯性未能成立的最主要關鍵，在於樣本數過低，因為受訪
者回答「在過去一年內，晚上在家睡覺時，有使用過明亮燈光
的」比例只有 5％。

　　在〈評估西班牙夜間人工照明與乳癌和攝護腺癌風險的關
聯性〉研究報告中，也有類似的情況。針對室內夜光明暗是否
影響癌症發生率，研究人員發現，睡在明亮臥室的男性，罹患
護腺癌的機率更高，比睡在完全暗黑的高出 179％。但女性罹
患乳癌的機率，反而是略低了 23％。

　　為何會出現這樣看似矛盾的結果？其實，該篇研究報告的
室內人造夜光資訊，主要來自受訪對象的問卷答案，但問卷題
目設計只有 4 個選項可以回答，分別是：「完全暗黑」、「幾
乎暗黑」、「暗」、「相當亮」。至於燈光有多暗或多亮，都
是個人主觀感受。在研究人員沒有提供照度、光譜或藍光等數

據的選項下，自然難以獲得精準的結果。

　　總結來說，罹患乳癌或攝護腺癌等癌症，是慢性且長期的發展結果。一個人在 20 歲時「短暫」的夜光曝照，日後不見得會引發癌症。但若能瞭解乳癌和攝護腺癌的可能致因，及早改變不良的習慣，多多擁抱暗黑，小心光害，提前培養睡覺氛圍的習慣，睡個好覺，遠離夜光傷害，還是可以保持青春又健康的。

1-4　肥胖與睡覺時的光線有關

　　假如均衡飲食、適當運動、充足睡眠是開啟人類健康的三把鑰匙，那麼「暗黑」應該是關鍵的第四把鑰匙。有了暗黑，睡眠才會有「質」又有「量」。如美國杜蘭大學醫學院結構與細胞生物學教授布列斯克（David Blask）等科學家所說的，其實不一定要睡得很久，但只要能待在全然暗黑的環境中，人體內所分泌的褪黑激素，都比開燈睡覺時還要多。

充足的睡眠，減肥的良方

　　許多研究顯示，睡太多超過 10 小時，或是睡太少不到 5 小時，與身材胖瘦有關。顯見，睡眠雖然是「最為久坐不動的活動」，卻能防止體重增加。

　　為瞭解睡眠與肥胖的關係，美國芝加哥大學兩位醫學系教授貝谷地（Guglielmo Beccuti）和潘南（Silvana Pannain）曾回顧並檢視相關研究。在他們發表的〈睡眠和肥胖〉（Sleep and Obesity）論文中指出，2011 年之前，全球各地已完成 50 項流行病學研究。絕大多數的結果發現，每晚睡眠少於 6 小時的人，

有顯著較高的肥胖風險。

其中，18 項研究、總共 604,509 名成年人的整合分析中，睡眠時間少於 5 小時的話，肥胖機率多了 55％。有趣的是，同批研究顯示，每多增加 1 小時的睡眠時間，身體質量指數（BMI）可減少 0.35。

貝谷地和潘南解釋說，睡眠是神經內分泌功能及葡萄糖代謝的重要調節劑。在睡眠不足的狀態下，不僅會降低葡萄糖的耐受量和胰島素的敏感性，減少瘦體素（leptin）的濃度，還會增加飢餓素（ghrelin）的濃度，並提高飢餓感，導致食慾增加，吃得更多。但如果能睡得飽，有效增加瘦體素分泌，進而調節能量、抑制食慾和脂肪合成，就能達到體重控制的效果。

睡眠或晝夜節律遭破壞，增加肥胖風險

別小看睡眠不足的問題，它對你身體所造成的傷害，遠比你以為的還要嚴重。在〈現代世界電力照明引發乳癌及節律破壞〉的研究報告（P.024）中，史帝芬斯等人曾提出睡眠時段對乳癌風險的影響。他們指出，睡眠不足或中斷，短期內表現為白天昏昏欲睡、注意力無法集中；長期下來，則會提高心血管疾病、糖尿病及癌症等罹患風險。

至於究竟是因為夜光照射影響睡眠品質，或是破壞晝夜節律性，才導致相關的慢性疾病，目前醫學界尚無定論。

賓州大學生物行為健康系教授柏克斯騰（Orfeu M.

Buxton）曾嘗試將睡眠破壞對人體新陳代謝失序的影響，與晝夜節律破壞所產生的影響，分開來探討與研究。雖然他未能成功地解開兩者各自產生的效應，卻發現一項重要的訊息：「睡眠與晝夜節律遭破壞後，對休息中的新陳代謝速率與血漿葡萄糖濃度有很大的影響，長期如此，恐將增加肥胖與糖尿病風險。」

夜亮日暗，容易睡眠不足

為什麼睡覺時需要完全暗黑的環境？因為入夜的暗黑，可讓褪黑激素在體內大量分泌。有了褪黑激素，才能讓人的血壓、血糖和體溫逐漸下降，慢慢進入寧靜、甜美的夢鄉。這也就是為什麼我們需要在完全黑暗的環境下睡覺，「暗黑」確實有異常重要又非常光明的一面。

相反的，若在夜間照光，不僅原本該有的褪黑激素分泌受到阻擾，就連那不該出現的「醒來激素──可體松」，也會開始分泌。根據加拿大生物倫理學家德沃爾斯基（George Dvorsky）的研究指出，開燈睡覺的話，將會抑制 50％以上的褪黑激素。

基本上，人體的可體松在白天時分泌旺盛，心跳較快，交感神經也處於興奮狀態，所以可體松又稱為「壓力荷爾蒙」。一旦可體松大量分泌，將提高血壓和血糖，令人難以入眠。結果，這個來得不是恰當時候的光，反而成為一種毒害。

　　人工夜光破壞了睡眠，讓我們欠了睡眠的債，免疫力降低。血糖升高後，又會導致體脂肪堆積，胰島素功能失常，進而併發全身性炎症等問題。由此可知，為什麼睡得少的人，反而容易肥胖；長期夜間照光的人，也容易罹患第二型糖尿病。這些惡果更加確定了「人造夜光是一種毒害」的說法。

　　根據史丹佛大學神經科學博士後研究員伯寧格（Jeremy C. Borniger）等人在全球知名生物和醫學節奏研究期刊《國際時間生物學》（*Chronobiology International*）上發表的報告，夜間昏暗的燈光，也會影響新陳代謝和生理時鐘的節律，像是進食的時間等。他們在一項為期 8 週的老鼠實驗中發現，與夜間無照光組相比之下，晚上曝露在昏暗光線下的老鼠，其體重顯著增加。這項實驗佐證了「夜亮日暗」可能引發人類肥胖的現象。

　　除了均衡飲食、適當運動外，充足的睡眠也是體重控制的良方。沒有什麼天大的事情值得你犧牲睡眠，關燈睡個好覺才是最重要的。

1-5　夜光曝照破壞晝夜節律

　　近期研究發現，不當的夜光照射，尤其是手機、平板電腦、電燈的藍光，除了傷眼外，會妨礙褪黑激素的分泌，對晝夜節律產生負面影響，進而導致失眠、免疫力下降、內分泌失調。長期下來，可能還會引發肥胖、第二型糖尿病、心血管疾病、乳癌、攝護腺癌，甚至是阿茲海默症。

　　然而，晝夜節律到底是怎麼一回事？

光暗變化，調節人體內在晝夜節律

　　地球的日夜循環，創造「光明」與「暗黑」的環境。這種規律的光暗變化，能調節人體內在的晝夜節律。

　　美國康乃狄克大學保健中心流行病學家史帝芬斯等人的研究指出，如果這種節律遭到破壞，人就容易生病，可能罹患乳癌、攝護腺癌、肥胖、糖尿病與各種慢性疾病。因此，「暗黑」是身體休息的一大要件。唯有在暗黑環境下睡覺，才能擁有良好的睡眠品質，讓身體維持最佳狀態。

　　人體內在晝夜節律，掌控身體各種生理特徵的日夜循環，

包括醒睡、食慾、活動量、體溫及血液中的褪黑激素。在暗黑的夜間，人的體溫會下降，新陳代謝減緩，褪黑激素大量分泌。而早晨太陽升起時，褪黑激素減少，可體松開始分泌，人就醒來了。所以，褪黑激素在這套日夜生理轉換的機制中至關重要。

黑暗中，人體幫助控制食慾的瘦體素也會升高。瘦體素分泌多，我們就不覺得餓，反之則會感到飢餓。因此，人在夜間就可以停止進食，好好休息。研究顯示，睡眠中斷或開燈睡覺，都會降低瘦體素分泌，使人在半夜感覺飢餓。

假如把人關在黑暗的洞穴中，由於缺乏光線的調節，最後其晝夜節律將變得與正常人不同步。同樣的，若讓人長期處於夜間明亮的環境，接受人工夜光照射，其晝夜節律也會大受干擾。

人造夜光是健康殺手，回歸自然是上策

在沒有電燈的時代，僅有白晝、黃昏及黑夜，人類過著規律固定的生活，那時人的睡眠習慣全然不同。暗黑持續約 12 小時，人們在夜間睡上 8、9 個小時，即使醒來後，外在環境仍有 3、4 個小時尚處於黑暗之中。

十九世紀末電燈發明後，人類的生活完全改變，暗黑環境遭受嚴重影響與改變，無論室內或戶外環境都越來越亮，很少有人能在全暗的臥室睡覺。而且隨著電腦、筆記型電腦、平板電腦和智慧型手機普及化，人們不分日夜、全天候地接收人造

光，甚至是藍光，體內晝夜節律完全失序。

因為在傍晚或夜間出現光線，身體容易誤以為是白天。在各種光線中，又以藍光對夜間褪黑激素分泌有非常強的抑制作用。而筆電、平板電腦、手機或省電燈泡都會發出這種藍光。在夜間使用這些裝置，將會妨礙夜間生理轉換機制的運作，使人較難以入睡。由於夜間接觸光線太多，加上白天都在室內工作，接觸陽光太少，導致人體晝夜節律無法充分發揮作用。因此，夜裡失眠、白天精神不濟，成為現代文明社會中的普遍現象。

現代人受到的「光毒」危害越來越嚴重，但因為是漸進式的，像是溫水煮蛙般，讓人容易失去警覺和防範，以至於罹患各種「夜光引致的疾病」。那麼，怎樣才能改善我們的晝夜節律呢？很簡單，人造夜光是健康殺手，回歸自然才是上策。

早點睡吧！雲雀比夜鷹長命 10%

早睡早起，不但身體好，也比較長壽。根據美國西北大學芬堡醫學院神經學副教授努森（Kristen Knutson）和英國薩里大學（University of Surrey）時間生物學教授馮史茨（Malcolm von Schantz）的研究顯示，早睡早起者比夜貓子長命 10%。這項研究歷時 6 年半，並發表於 2018 年 4 月《國際時間生物學》期刊上。

努森等研究人員追蹤調查 433,268 名英國成年人，年齡介

於 38 歲到 73 歲之間，目的在於探討睡眠類型和罹病率、死亡率之間的關係。受試者依作息時間分為「絕對早起型」（definite morning）、「絕對夜貓子型」（definite evening）、「中等早起型」（moderate morning）」、「中等夜貓子型（moderate evening）等 4 大類。另也納入年齡、性別、種族背景、有無抽菸、胖瘦及社會經濟地位等因素，以進行綜合的統計分析。

結果指出，和絕對早起型相比，絕對夜貓子型的死亡率明顯高出 10％，罹患糖尿病的機率高出 30％，也更容易出現心理障礙、神經疾病、呼吸系統疾病及腸胃不適等問題。

如果我們將早睡早起者比喻為「雲雀」，夜貓子即為「夜鷹」。根據雲雀比夜鷹長命 10％ 的統計，假如夜鷹可以活 72、73 歲，雲雀可以活到 80 歲。若是夜鷹可以活 80 歲，雲雀則可以活到 88 歲。這一切都跟自然節律密切相關。2025 年，歐盟將全面採用節律照明，便是體認到晝夜節律的重要性。

入夜後若要開燈，請務必挑選橘白燭光。多藍光或多紫光，就跟多鹽、多油一樣傷身。入夜的白光，也和白糖、白麵一樣有礙健康。就寢前，關掉電腦，電視也可以用聽的。早睡早起，念書或工作的時間不會短少。日亮夜暗，有益生理節律的運作，提前關燈，睡個好覺，身體才能獲得充分休息。

1-6 抑制大腦分泌褪黑激素

經過長時間研究和實驗後發現，人類在夜間入睡後，大腦會分泌褪黑激素。這種神奇的天然荷爾蒙，不但會幫助入睡，更能調節人體各類活動，維持生理時鐘規律運轉。可是，大腦必須在暗黑的情況下才會正常製造褪黑激素。而夜間的燈光則會嚴重抑制大腦生成褪黑激素，並使身體因褪黑激素不足而發生病變。

晚上 9 點後開始分泌褪黑激素

目前已知，晚上 9 點之後，只要身體是處於暗黑環境下，褪黑激素就會開始大量分泌。褪黑激素是由大腦內松果體生成的一種荷爾蒙，一旦分泌，便會出現在血液與唾液中。經過代謝後，褪黑激素的代謝物，則會經由尿液排出。因此，褪黑激素分泌量的多寡，可從血液、唾液或尿液中得知。不過，實務上，要在人入睡之後從嘴裡取得唾液，卻又不影響其睡眠，有極大難度，所以這項分析主要是從人體的血液和尿液中採樣。

圖一（P.044）是褪黑激素分泌量與時間的關係圖，根據美

國西北大學醫學院副教授班盧瑟（Susan Benloucif）等人的實驗數據重繪。由此可知，血漿中的褪黑激素含量，從晚上 9 點以後開始飆升，從原來 5％上下的量比，在 4 個小時內，激增到 97％至 100％，並在凌晨 1 點到 5 點之間呈現高峰狀態。之後，便逐漸下降，在同樣 4 個小時內，分泌量比從 100％減少到上午 9 點的 15％左右。接著，在此之後的整個白天，一直到再次的入夜，褪黑激素並非全無，而是維持在 4％的低量比。

由於先有褪黑激素的分泌，才會有代謝物出現在尿液中。因此，在尿液中檢測出來的褪黑激素代謝物，會延遲一段時間才出現。以班盧瑟等人的實驗結果來看，褪黑激素的代謝物從晚上 9 點之後開始上升，從原來 2％上下的量比，在 8 個小時內，以相對緩慢的速率增加到 100％，並在凌晨 5 到 7 點之間維持高峰狀態。之後，便快速下降，在 4 個小時內，代謝物量比從 100％減少到上午 11 點的 2％左右。自此之後，一直到晚上 9 點，則維持在 2％的低量比。

班盧瑟等人的研究目的，是為了提供一種指引給打算測量褪黑激素分泌量的臨床醫師或研究人員，方便他們選擇最適合的方法，以進行不同實驗室之間的數據比較。儘管如此，我們還是可以清楚知道褪黑激素會在哪一個時段分泌。只是，褪黑激素分泌的時段與含量，仍會因人而異，特別是跟年齡、體質、生活習慣等有關。

什麼顏色燈光會抑制褪黑激素？

但是，入夜照光的話，褪黑激素的分泌就會受到抑制。當我閱讀更多的科學報導時，發現醫學界早已大聲疾呼，提醒民眾小心人造夜光，尤其是照射藍光或富含藍光的白光，以避免延緩褪黑激素的分泌，或減少其分泌總量，甚至可能因而引發各種疾病與癌症。

北京首都醫科大學教授黃華葳等人曾進行一項模擬試驗，以瞭解加護病房的燈光與噪音如何影響病患的大腦分泌褪黑激素。結果發現，入夜後的加護病房，燈光照度介於 55 到 220 勒克斯之間，加上儀器噪音，可能會影響病患的睡眠。因此，研究者以 100 勒克斯的夜光，加上平均 67 分貝的噪音，針對 40 位平均 41 歲的受測者進行實驗。

相對於暗黑（5 勒克斯）與安靜（小於 15 分貝）的環境，夜光與噪音確實讓受測者褪黑激素分泌的速率顯著變慢，分泌尖峰延遲了 1 個小時，分泌量也減少了至少三分之一。當受測者戴上眼罩與耳塞後，睡眠品質則有改善，褪黑激素的分泌也比較多了一些。至於直接服用褪黑激素入眠的受測者，睡眠品質相對最佳，明顯未受到夜光與噪音的影響。

當科學家發現光對人體有害時，費盡心力做各種實驗，以證實光害理論。過去文獻上曾刊載一些褪黑激素抑制作用光譜圖，大多以發現「藍害」為主。但在遠離「藍害」，如何進入

「好光」這點上，幾乎所有的研究都停下了腳步。顯然，沒有一個褪黑激素抑制作用光譜圖可涵蓋整個可見光區域，而且是從紅光到紫光皆有。正因如此，人們大概可以知道什麼光不好，卻無法得知什麼光好，以及該用什麼光。

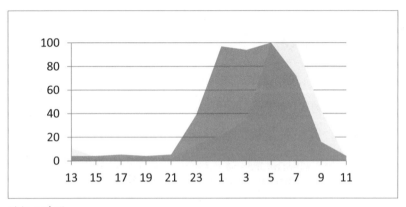

橫軸：時間

縱軸：褪黑激素相對含量（粉紅色區塊為在血漿中褪黑激素相對含量、黃色區塊則是代謝到尿液中褪黑激素相對含量）

資料來源：原始數據參考美國西北大學醫學院副教授班盧瑟等人研究，由作者周卓輝繪製

圖一：褪黑激素分泌量與時間的關係

　　右頁圖二為完整的「褪黑激素抑制作用光譜圖」，是由我率領的清華大學 OLED 照明研究團隊所發表，可用以分析什麼顏色的光會抑制多少的褪黑激素。有了這張光譜圖後，任何光源，包括燈火、燭光、白熾燈光、螢光燈光、LED 燈光或 OLED 燈光等，會抑制多少褪黑激素，都可經由量化得出結果。

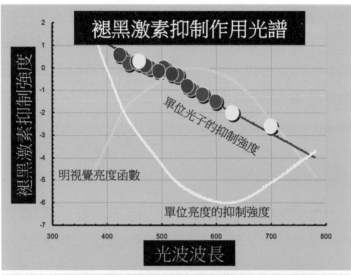

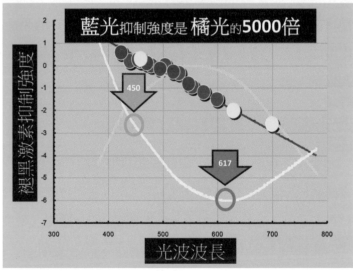

橫軸：波長（奈米）
縱軸：褪黑激素抑制強度
資料來源：作者周卓輝

圖二：褪黑激素抑制作用光譜

從此,「好光」、「壞光」立見。

若從相同照度來看,波長700奈米(nm)的紅光,抑制褪黑激素的作用,比起最友善的橘光高出10倍。480奈米的藍光,對褪黑激素的抑制效果,是617奈米橘光的100倍。450奈米的深藍光,對褪黑激素分泌的破壞力,是600奈米橘光的1萬倍。顯而易見,橘光不僅對褪黑激素分泌最友善,也是入夜後最好的光線。

有些手機或電視會使用430奈米的藍紫光,號稱可增加色彩飽和度。然而,我們的眼睛對於過高的色彩飽和度是無感的,尤其在觀看動態影片時更是如此。更何況,430奈米的藍紫光,對褪黑激素分泌的抑制效果更強。只要檢查一下你的手機或平板電腦的背光,就不難發現為何睡前滑手機、看平板電腦,會讓人嚴重失眠。

夜光影響睡眠,可經科學計算證明

其實,入夜照光之後,幫助舒眠的褪黑激素會消失,這是千真萬確的。夜光如何影響睡眠,我們可以透過科學計算證明,至於影響程度,端看3項因子,包括亮度高低、藍光含量多寡、照光時間長短。

首先是亮度高低,根據我們團隊的計算方式,入夜後,如果居家場合還是點得很亮,像是可以看書的100勒克斯。在經過整夜(6.5小時)的照光之後,約有88%的褪黑激素該分泌

而未分泌。若將室內亮度調降到 10 勒克斯，則有約 68％的褪黑激素受到抑制。假如再將亮度調降到 2 勒克斯，則只有30％的褪黑激素受抑制而無法分泌。

上述結果是依據冷白螢光燈所計算，調低光線強度，確實可減少光害，讓大腦分泌更多的褪黑激素。假使再將燈光改成藍光含量較少的暖白螢光燈，譬如讓色溫接近 2,500K，那麼只剩下 11％的褪黑激素受到抑制。若是使用像油燈或燭光的橘白光，色溫接近 1,800K，頂多只有 6％的褪黑激素會被抑制。

這兩種計算方式，都是依據整晚熬夜照光。假如將入夜照光的時間從 6.5 小時減少到 1.5 小時，則可更加確保褪黑激素的正常分泌。比方說，晚上點上微亮（2 勒克斯）的橘白光（1,800K），只有 4.7％的褪黑激素會受到抑制。但如果用的是白光（6,000K），而且點得又亮，像是 100 勒克斯，雖然僅照光 1.5 小時，抑制褪黑激素（68％）的效果仍會非常顯著。

儘管入夜點燈已成為現代人生活的一部分，但為了健康著想，折衷之道是不妨選擇無藍害的橘光，並在睡前提早關燈，以免打亂大腦分泌褪黑激素的正常節律，使人睡不好、睡得短。

| 1-7 | 街燈與路燈闖進家中 |

晚上路燈很亮,讓夜歸人有安全感,但光線過亮,也會惹人怨。尤其是當晚上睡覺時,街燈與路燈的燈光照進住家,即使拉上窗簾,也遮不住刺眼的光線,讓人實在難以入眠。

究竟,人造夜光有多亮?

人造夜光比自然夜光更明亮

若跟自然的夜光相比,現在的人造夜光,簡直不知道明亮了多少倍。正因如此,我們的生理時鐘和作息,原本應當順應大自然的規律,如今卻受到人造夜光嚴重的干擾。

基本上,會在暗夜出現的自然光,主要是來自月球、大氣光輝、星群和銀河。另還有罕見的黃道光、極光及螢火蟲的螢光。

在沒有月亮且遠離銀河與大氣光輝的晴空夜晚,照度約0.002 勒克斯。如果是滿月,視其所處位置而定,照度介於 0.05 到 0.1 勒克斯之間。若從熱帶地區的高處眺望時,月球的照度為 0.3 勒克斯。

螢火蟲發出的螢光又有多亮呢？40 隻螢火蟲同時發出的光亮，大約等同於 1 燭光（或 4π 流明）。如果有 400 隻螢火蟲同時發光，在 1 平方公尺的桌面上，發出的照度約 120 勒克斯。這樣的照度，雖然可用來看書，可是每看 1、2 秒，就要再等上 2 到 5 秒才會再亮。更何況，螢火蟲也不會剛好同時發亮或變暗。

　　若在隨機情況下，400 隻螢火蟲每亮 2 秒要暫停 4 秒的話，發出的平均照度約 60 勒克斯。如此一來，1 隻螢火蟲在 1 公尺遠的距離內，瞬間所產生的照度約 0.3 勒克斯，就像赤道上的滿月。再把距離拉遠，譬如 10 公尺，照度只有 0.03 勒克斯。由此看來，螢火蟲的自然螢光，在暗夜中完全不會有製造光汙染的疑慮。至於古代車胤用白絹做成透光的袋子，裝幾十隻螢火蟲照著書本「囊螢夜讀」，真假與否，就留待讀者自行判斷。

　　路燈又有多亮呢？一般來說，通常是 5 勒克斯。這樣的照度比自然夜光還要明亮，為滿月時照度的 50 到 100 倍，是暗月星空的 2,500 倍。事實上，在 5 勒克斯以上，人眼會將黑夜當黃昏處理，造成不必要的困擾或可能的危險。路燈或街燈的照度若超過 100 勒克斯，人眼則會將黑夜當白天處理，同時也加劇了光汙染及對眼睛的傷害。

閉上眼睛睡覺，還是會透光

　　到底窗外路燈是否會影響我們的睡眠？美國杜蘭大學晝夜

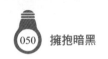

節律生物學中心主任希爾（Steven M. Hill）與杜蘭大學醫學院結構與細胞生物學教授布列斯克共同主持的研究指出，雖然還無法確定曝照多少人工光線，才會抑制褪黑激素的產生。但他們認為，可能只需要少到像是從臥室窗戶透射進來的一點點街上夜光，就足以造成影響。

可是，我們睡覺時都閉上眼睛，為何還會受到人造夜光的影響？這與我們的眼瞼（眼皮）有關，因為眼瞼會透光！

根據美國倫斯勒理工學院建築系教授暨照明研究中心主任費加洛（Mariana G. Figueiro）、倫斯勒理工學院建築與認知科學系教授暨照明研究中心主任瑞厄（Mark S. Rea），以及倫斯勒理工學院建築系教授暨照明研究中心資深研究員比爾曼（Andrew Bierman）的研究結果顯示，若光線太亮，仍會穿透過眼瞼。例如，以人眼亮度感受度最高的微黃綠光（波長550奈米）而言，穿透眼皮的透光度為0.5％。波長490奈米的微綠藍光，透光度是0.4％。

較有趣且重要的發現是，從他們測量到的眼瞼光譜透射率中可得知，眼瞼可過濾掉較多對人類晝夜節律系統最敏感的短波長，譬如藍、靛、紫等光線。由於藍光被濾掉較多，這也就是為什麼我們闔眼看白色強光時，所感受到的是橘黃光，而不再是白光。

整體而言，眼瞼可讓短波長光線的亮度衰減大約100倍。若再加上體質的差異，個體之間的光譜透射率，可相差約10

倍。

在此之後，費加洛與瑞厄又做了另一項研究。兩人試圖瞭解，光如何影響一個閉眼睡著的人，尤其是他們體內褪黑激素的分泌量。首先，費加洛和瑞厄對著受測者閉合的眼瞼照射特定劑量的綠光 LED，觀察能否抑制 40％的褪黑激素分泌量，而且不會中斷受測者的睡眠。

結果發現，若在睡前 1 小時曝照此綠光，且持續 1 小時，將抑制 36％的褪黑激素分泌量。假如在睡到一半時曝照綠光，則會抑制 45％的褪黑激素分泌量。如果是在夜晚末段曝照綠光，可抑制 56％的褪黑激素分泌量。

這份報告載明，他們在受測者眼瞼上所實驗的照度，從17,000 到 50,000 勒克斯不等。當考慮綠光對眼瞼的穿透性為0.5％之後，真正進入到眼睛的照度介於 85 到 250 勒克斯之間，相當於一個人睜開眼睛、開燈看書所感受到的亮度。

裝窗簾、戴眼罩，幫助好眠

由此可知，亮白的路燈照進住家的臥室裡，會讓人無法睡好覺。自從知道人造夜光會威脅人體健康後，我每次看到亮白的街燈，或是徹夜點亮的宿舍、辦公大樓，就會感到生氣，怨嘆人類怎麼會如此愚蠢、戕害自己？

可是，該怎麼辦呢？總不能跑出去關掉路燈吧！也許可以參考美國醫學會建議，相關單位應盡量使用發出最少藍光的

LED 路燈，才能降低路人發生眩光的機率。同時，在非尖峰時段，可以把 LED 路燈的光線調暗一點，並應使用燈罩蓋住燈泡，讓燈光照射在適當位置，而非照入住家的臥室裡。另外，裝上厚窗簾、關上室內燈、戴上眼罩，也都能幫助入睡、一夜好眠。

1-8　健康的夜晚世界應該是……

日本「夜景峰會」專門研究夜景對旅遊業影響，近年來公布的世界級夜景城市，包括香港、日本函館和長崎、義大利那不勒斯，以及摩納哥。入夜後，閃爍的華燈照耀下，將這些城市點綴成一座座璀璨不夜城。然而，夜晚燈火通明，可能帶來嚴重的光害問題，而且受害者不只人類，就連動物、植物也難以倖免。

目前，放眼世界，沒有一座城市是完全無光害。既然處處有光害或藍害，我們還能做些什麼努力及改變，來打造健康的夜晚世界呢？

無光害才是健康的夜晚世界

越來越多的研究證實，無光害的夜晚世界，才是有益於人體健康，並對生態環境友善。近年來，國內已有一些政府單位和民間團體積極推動無光害的觀星景點和暗空公園。

其中，我率領的清大 OLED 照明研究團隊，與司馬庫斯部落馬賽穌隆頭目、亞拉比互牧師、優繞依將長老等 3 人攜手合

作，率全國之先，啟動「司馬庫斯無藍害照明計畫」，希望能降低高山光害，打造全球第一個無藍害燭光 OLED 照明的示範部落。

司馬庫斯部落位於新竹縣尖石鄉山上，海拔高度約 1,500 公尺。從內灣出發，車程時間需要約 2.5 小時至 3 小時。司馬庫斯不但是台灣最深僻的泰雅族部落，也因遺世獨立而有「上帝的部落」稱號，並保存了泰雅文化及豐富自然生態。

由於地處深遠山內，道路開拓、電線和電線桿鋪設不易，以至於司馬庫斯長期沒有電力供應，所以又稱為「黑暗部落」。直到 1979 年，部落開始供電，成為全台最晚通電的地方。1995 年對外道路開通，陸續有路燈，照亮了四周環境。

沒想到有了電力之後，族人卻發現，不少昆蟲死於路燈下，甚至有飛鼠直接撲向路燈撞死。馬賽穌隆頭目不捨當地生態受到不當人工夜光的傷害，決定改用小燈，並限縮用燈的時間。

我和司馬庫斯部落長年互動，除了擔任義工外，也與馬賽穌隆頭目等 3 人關係非常熟稔。當我知道部落族人為此事深受其擾時，便對他們提及清大 OLED 照明研究團隊所研發的燭光 OLED。

聽我解說完燭光 OLED 的特性，包括比較不會傷害孩子的眼睛、對人體健康也比較好，亞拉比互牧師點了點頭。我以為這兩大優點足以說服牧師，殊不知他馬上提問：「這個燈對昆蟲友善嗎？」

坦白說，這個問題真的不好回答。儘管我直覺是肯定的答案，但當時畢竟尚未有具體實驗數據可以佐證燭光 OLED 對生態較友善。不過，由於一般路燈使用光源為高色溫、光色偏藍的白光照明，會吸引趨光性昆蟲前來。這些昆蟲不是被高溫燈具燙死，就是繞著燈源直至體力透支而累死。因此，亞拉比互牧師認為，只要昆蟲別死在燈下，到了白天仍可以再飛走，那麼就算是好光。

部落友善路燈，保護生態與暗夜

2014 年聖誕節前，在部落生命樹木雕兩旁，點亮了人類史上第一盞無藍害燭光 OLED 路燈。當時，由清大 OLED 照明研究團隊與智晶光電共同研發，捐贈 2 盞擬自然的類燭光 OLED 路燈給部落。可是不久後，這兩座第一代的燭光 OLED 路燈便傳來不亮的消息！經技術人員檢查後，推測是因山上的溼氣與寒氣導致外部線路鏽蝕而短路。結果，自此之後 4 年內，燭光 OLED 路燈就未曾再點亮過。

期間，由清大與智晶光電共同開發的第二代燭光 OLED 路燈，經重新設計後，終於通過高溫高溼測試。但沒想到還是再次敗北，原本要先送往山上安裝測試的 3、4 盞燈具，其中一盞在送到司馬庫斯山下的竹東中繼站時，居然離奇消失了。其餘燈具也因太笨重和巨大，無法融入部落朽木燈罩，而改做裝飾用途。

　　為協助司馬庫斯打造無藍害照明部落，免除「藍光傷害」之苦，我和馬賽穌隆頭目等 3 人，於 2019 年 3 月 8 日召開記者會，共同呼籲社會各界贊助、認養「司馬庫斯無藍害照明計畫」，每年需要約 120 盞無藍害燭光 OLED 路燈。

　　在許多善心人士、社團、企業與學校各界支持下，一共捐贈 240 餘盞的燭光 OLED 路燈，皆由清大團隊委託南京第壹有機光電公司（First-O-Lite）製造。同年 7 月 6 日，我們一群人在司馬庫斯部落「夕陽小路」路口前，舉行生態友善燭光 OLED 路燈啟用儀式，終於讓司馬庫斯可以實現部落有光但對生態無害的目標，成為全台，甚至是全世界第一個無藍害的部落。

　　燭光 OLED 燈光柔和，少了藍光，不會吸引趨光性昆蟲，免於傷害昆蟲。為了友善環境，燭光 OLED 路燈加掛燈罩，燈罩則以在地朽木做成虎頭蜂窩造型。在有燈罩的防護下，讓光線往下，減少眩光與光害，並降低對昆蟲及生態的負面影響。

　　我們的期許是藉由司馬庫斯部落的具體行動，續而影響世界其他城市，一起換上既節能又對人體健康、生態友善的電力燭光。

牧師娘終於願意關燈睡覺了

　　除了戶外，室內也要無光害，才是健康的夜晚世界。在我和亞拉比互牧師談到所謂的「好光」，既要有益於人體健康，

也應該對昆蟲與生態友善，至少別讓昆蟲在夜間猶如「飛蛾撲火」，遭高溫燈具燙死於燈下。

當時，還有一段談話令我印象深刻。亞拉比互牧師相信，關燈睡覺才是對的，「但自結婚以來，牧師娘從來沒聽進我的話。」正因如此，牧師在夜燈下睡了 10 多年。於是，我建議牧師，那晚的「藍害」科普演講，邀請牧師娘一起前來聆聽。

過了幾年後，某次聖誕節前夕，我帶女兒到司馬庫斯部落參加聖誕晚會。隔天用完午餐，臨走前，「周教授，牧師娘現在都是關燈睡覺了！」亞拉比互牧師心情愉快的說著。

「喔！是嗎？」這讓我覺得有點訝異。

「對，我現在都關燈睡覺！」一旁的牧師娘微笑的確認。

「牧師娘總算聽進你的話了。」我答道。

歷經了 10 多年，關燈睡覺這件事，亞拉比互牧師總是沒辦法說服牧師娘。如今卻有了正向的改變，真是皇天不負苦心人！在好奇心驅使下，我進一步追問牧師如何說動牧師娘。

牧師回答，他並沒有說服牧師娘，「是你啊！師母那天有去聽你的演講。」

「那天聽完、回家之後，我就開始關燈睡覺了。」牧師娘接著說。

這番話讓我回想起那次演講時，我問牧師娘：「為什麼堅持要開燈睡覺？」

「我怕黑！」牧師娘說，因為有時部落男人需要巡山或入

山打獵，經常好幾天都不在家，她一個人會害怕，不開燈的話，會睡不著覺……。

　　「沒錯！開燈睡覺，或許會讓人心安一點。只是，這樣反而會讓人睡不好！一旦睡不好、睡得很淺，就更容易做惡夢，感到更害怕！」我試著安撫牧師娘。「但是，如果妳是關燈，在暗黑中睡覺，大腦分泌大量的褪黑激素，會讓妳熟睡、做好夢。此時，就算鬼來都嚇不醒，一旦嚇不醒，也會自討沒趣的離開，不是嗎？」

　　結果，亞拉比互牧師和牧師娘從此關燈睡覺，過著幸福快樂的日子，不必再為此事爭論不休。而牧師娘也不再怕黑，不但容易入睡，也睡得更深沉、更香甜。

　　你們家如何呢？誰說的算？其實，為了身體健康著想，「擁抱暗黑」這件事，無論如何，全家人都應該盡早詳談、充分溝通。萬一真的遇到自己的家人不肯聽勸或不相信，不妨找我去講吧！

1-9 暗黑行動計畫

有句俗語叫「溫水煮青蛙」，形容一個人身陷危機而不自知。現今，我們生活在充滿光害的環境中，過多的藍光，正不分晝夜地傷害我們的眼睛、身體、夜空及生態環境。

儘管藍光的傷害為漸進式，猶如溫水煮青蛙般，讓人不易察覺，但我們還是可以先認識和瞭解光害，特別是藍害的危險性，並即刻採取行動。不論是從自身開始做起，或遵循國際性非營利組織的建議，都有助於改善光汙染的問題。

共同攜手，為今世後代保護夜空

國際暗空協會為國際性非營利組織，成立於 1988 年，總部設立於美國亞利桑納州土桑市（Tucson），致力於為今世和後代子孫保護夜空，以免遭受人造光源汙染。

他們體認到，在 150 年前，全球每一個人只要抬起頭來，就可以在夜晚看見美麗壯觀的星空。可是，到了今日，超過數百萬的兒童在他們所居住的環境中，早已沒有這樣的體驗，更遑論有機會親眼欣賞銀河系的景象。

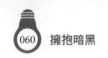

人造光線不僅汙染了夜空，讓人無法清楚瞭解宇宙星辰所要述說的故事，還對人類的安全與健康、生態的維繫與平衡產生了危害，所虛耗的能源，又加重了環境的負擔。

為了讓照明更加聰明，把黑暗留給夜空，國際暗空協會積極推動「暗空區」（International Dark Sky Places，簡稱 IDSP）認證。這是一項涵蓋公園、社區、保留區等不同類型的認證計畫。

2018 年末，台灣加入了國際暗空協會。2019 年 8 月初，國際暗空協會宣布合歡山鳶峰到小風口區域通過認證，成為台灣第一座國際暗空公園，也是繼韓國永陽螢火蟲保護區、日本西表石垣國家公園之後，成為亞洲第三座暗空公園。

此外，國際暗空協會也提供積極且有效的方法，讓社會大眾可以參加他們的行動，幫助他們對抗光汙染，並保護星空。他們在官網首頁上提到：「我們的成員和支持者，每天都努力透過向鄰居、社區和公職人員傳播關於光汙染的訊息，以改變現狀。而你也可以有所作為，成為保護夜空的開路先鋒！」

該協會更提出讓人容易遵循的具體作法，包括：

一、檢查家中的燈光。（照明不良會造成眩光和光汙染，又浪費大量能源和金錢。）

二、在你的家裡和工作場所中，使用對暗夜友好的照明設施。

三、告訴你的朋友、家人和鄰居。

四、在網路上轉傳這些訊息。

五、留意我們的行動呼籲。

六、成為一位公民科學家。

七、來場演講。

八、在你所位於的城鎮倡導友善的照明條例。

九、參觀一座國際暗空公園。

現在覺醒，加入公民行動方案

保護夜空，擁抱暗黑，也可以從加入公民行動開始。簡單來說，蓋上平板電腦、關上電燈、戴上眼罩，暗黑由我。但是，我們總不能也幫家人、親友蓋上平板電腦、關上電燈、戴上眼罩吧！是否要擁抱暗黑而健康？由他不由我。可是，他們的健康卻總是我們所念茲在茲的，該怎麼辦呢？

再者，我們可以關掉自家或臥室的夜燈，但總不能跑到對面街上，關起便利商店徹夜點亮的電燈，或是爬上電線桿，切掉那貓狗都嫌、果稻都厭的路燈吧？該怎麼辦呢？

法規是人訂的。但是，沒有一部法律是完美的，也沒有一部法律可以永遠不隨時代潮流修正。如今，空氣汙染、水汙染、土壤汙染……，政府都已經納入管制，怎麼可以獨留光汙染、光害不管呢？

先以菸害為例，經過民間團體和眾人多年努力，室內公共場所、室內 3 人以上工作場所及大眾運輸工具內已全面禁止吸

菸，在許多地方也都可以看到「本場所禁止吸菸」告示。再以酒駕問題為例，凡是報紙、雜誌、電視、看板及廠商的酒品促銷廣告，都必須標示「喝酒過量，有礙健康」，或是「喝酒不開車」等警語。

同樣的道理，藍害的科學證據如山，受害的範圍既深且廣，該是公民覺醒、公權力伸張的時候了。由於你我的努力，相信總有一天會看到「藍光照多，有損眼睛健康」，或是「入夜照光，有礙健康」等警語，貼附在照明、顯示產品醒目的地方。至少最起碼的要求是，這些與光有關的產品，都應標示其光譜，以及是否含有藍光、紫光，如同食品管理般，必須清楚標示是否含有或添加可能會危害公眾健康的成分。

擁抱暗黑，從自身開始做起

唯有正確的光線管理，才能真正擁有健康。我們可以從自身開始做起，擁抱暗黑，以下是 10 個簡單易行的小建議：

一、努力回歸自然為上上策，人造夜光是大自然的殺手。

二、可以做雲雀就勿當夜鷹，早睡早起比晚的多活十歲。

三、入夜開燈也是萬不得已，選用柔和橘白換掉冷白光。

四、多鹽、多油、多糖傷身，多藍光、多紫光也是一樣。

五、白糖、白麵都不益健康，入夜後的白光也沒有不同。

六、資訊的接收不限用眼睛，演講、電視也可以用聽的。

七、日作夜息是智慧的選擇，十二個小時的白天很夠用。

八、日亮夜暗合乎生理節律，全身大小器官要因此歡唱。

九、全黑睡覺會聰明最健康，不要跟藍害、光汙做妥協。

十、努力學習睡個甜美好覺，提前關燈放鬆腦好養睡意。

究竟，健康何價？有一句說得好，金錢、地位、財富、事業、家庭、子女都是「0」，只有身體健康才是「1」。一個人無論擁有多少財富、存款有幾位數、後面有多少個零，健康永遠是第一位數。如果健康沒了，1不見了，那麼一切也都將歸零。

因此，想要身體健康，就要即刻採取行動。入夜擁抱暗黑，不但可以讓我們睡得飽，更能讓我們每天醒來都充滿活力、精神抖擻，展開美好的一天！

光電小知識

● **光是什麼？**

　　光是一種能量。同樣的，「可見光」亦然。不同的「可見光」，因能量不一，而產生各種顏色。依照光的能量，從低到高，分別為紅、橙、黃、綠、藍、靛、紫，也就是眾人所熟悉的彩虹七色。

　　能量比紫光高的電磁波，稱為「紫外光」或「紫外線」，意即這些光線已落在人眼可見、可感知的紫光之外。同理，能量比紅光低的電磁波，稱為「紅外光」或「紅外線」，也是落在人眼可見、可感知的紅光之外。

● **什麼是「色溫」？**

　　色溫是光線的顏色，又稱為光色，以英文字母 K 作為計量單位。若在燈具外盒包裝上看到 3,000K、4,000K 或 5,000K，即代表色溫，也就是燈光的顏色。一般而言，色溫越低越好，表示光線裡的藍光越少，引起的傷害也比較小。

● **藍光與橘光比一比**

　　橘白光比冷白光或暖白光好。因為色溫越低，代表光線中的藍光越少，藍害越小；反之，色溫越高，表示藍光越多，藍害越大。

　　蠟燭與油燈釋放的是橘白光，前者色溫約 1,850K 到 1,900K，後者則約 1,800K，兩者色溫均較低。常見的冷白光燈具，色溫約 6,000K 左右；暖白光燈具的色溫則在 3,000K 上下。大多數的電腦、平板電腦及手機採用純白色的背光，色溫

約 6,000K。某些 LED 電視機的背光色溫常介於 10,000K 至 15,000K 之間。

● 勒克斯是什麼？

物體受光源照射所呈現的光亮程度，稱為光照度，簡稱照度，其計算單位為勒克斯（lux，通常簡寫為 lx）。照度的計算公式為光通量除以單位面積，也就是指「被照體在單位時間內每單位面積上所接收到的光通量」。例如，被照物體每 1 平方公尺的面積上，光通量有 1 流明時，照度為 1 勒克斯。

照度不足或過亮，都是視力殺手。當室內照度太低，容易導致眼睛疲勞、造成近視；照度太高，則會讓眼睛覺得明亮刺眼、不舒服。

● 什麼是流明？

在每單位時間內，由光源所發出或由被照物體所吸收的光能，稱之為光通量。在國際單位制的系統中，光通量的標準單位稱為流明（lumen，簡稱 lm）。若以流量的觀念來定義光的強度，那麼 1 流明等於 1 燭光的均勻點光源放射於 1 立弳（steradian，簡稱 sr）的立體角範圍內的光通量。

● 燭光是什麼？

光源在單位時間內所發出可見光的光能，稱之為發光強度，簡稱光度。用以測量發光強度大小的單位是燭光（candela，簡稱為 cd）。一般人慶生時，在生日蛋糕上點了 1 根蠟燭，發光強度約為 1 燭光；點上 2 根蠟燭時的光度，大約是 2 燭光，依此類推。

不過，為使全球有一致且精準的標準，1979 年 10 月第十六屆國際度量衡大會將 1 燭光定義為：「頻率 540.0154×1012Hz 的單色輻射光源（指波長 555 奈米黃綠光），在一定方向上所發出的發光強度。」

由於一個球體可形成 4π（約 12.6）個立體角的錐體，若以甜筒來說明，在半徑相同的前提下，一個球體的冰淇淋可分裝到 12.6 個立體角的甜筒杯。1 燭光在一個立體角內的光通量為 1 流明，那麼 1 燭光的球狀光源所發出的總光通量為 4π 流明。

第二章

擁抱暗黑，

健康好眠

「您睡得好嗎？」健康小測驗

　　請您就過去一個月來的日常（或大多數）的睡眠習慣，回答下列問題：

1. 不容易入睡。
2. 躺在床上，我的腦海裡仍想著許多事情。
3. 當我半夜醒來時，很難再次入睡。
4. 有很多事情困擾著我，所以睡前無法放輕鬆。
5. 即使經過整夜的睡眠，我早上醒來，仍然感到疲倦。
6. 有時候我害怕閉上眼睛或入睡。
7. 早上過早醒來。
8. 需要約 1 小時以上，才能入睡。
9. 早上醒來，我感到身體僵硬及腰痠背痛。
10. 當不能入睡時，我會覺得心情沮喪。

計分方式：選「是」為 1 分、選「否」為 0 分

得分：_____

註解：

　　如果得分是 1 到 3 分，代表您可能沒有失眠問題，生活中偶爾出現一些睡眠困擾是很平常的。

　　若是 4 到 6 分，您可能有些許失眠問題，請參考本章「最強睡眠養成計畫」的建議。如果仍未能改善，請和睡眠醫學專科醫師或精

神專業人員協談。

　　如果得分為 7 到 10 分，表示您可能患有失眠症，亟需睡眠醫學專科醫師或精神專業人員的協助。

　　唯有良好的睡眠，才能讓身體更健康、更有活力，使我們擁有更多精力去面對白天的工作和生活挑戰，大家一起加油吧！

2-1　我們都知道要早睡早起，但是⋯⋯

　　熬夜晚睡，似乎成為現代人的通病。明知道熬夜不好，但因為工作忙、應酬多，或是貪玩遊戲、追劇、看影片，結果錯過正常睡覺時間，想睡卻睡不著，乾脆就直接通宵達旦，隔天自然是賴床到中午或下午才起床。

　　事實上，無論是延遲睡眠時間，或晚睡晚起、日夜顛倒的作息，都不符合晝夜節律。根據 2017 年諾貝爾生理醫學獎得主霍爾（Jeffrey C. Hall）、羅斯巴希（Michael Rosbash）和楊恩（Michael W. Young）對動物如何調節「生理時鐘」（circadian rhythm）機制的研究。結果發現，生理時鐘調節來自於細胞裡的「計時基因組」（clock genes），每個細胞透過分泌某種蛋白質，經過 24 個小時，蛋白質被分解後，再次啟動新的循環，以此產生計時的效果。

　　這種內建的計時器從昆蟲到哺乳動物，甚至連植物都有，是生物在地球上不斷演化，配合地球 24 小時自轉一次、白天黑夜交替的節奏而形成的。我們的體溫、血壓、內分泌濃度等各種生理現象，幾乎都與大自然的晝夜輪替同步。

換句話說，人白天工作學習，晚上睡覺休息，就是以晝夜為週期的生物節律。因此，健康的生活作息應該符合大自然晝夜節律，而能夠配合生理時鐘的睡眠模式，才是獲得良好休息的關鍵。

明知該睡而不睡，身體遲早出問題

可是，有些人明明知道早睡早起對身體好，越到深夜，反而精神越好，完全沒有想要就寢的念頭。這樣的不良習慣，一旦維持太久，容易積久弊生，身體遲早會出問題。

創新工場創辦人李開復，先後投效蘋果、微軟、Google 等知名公司，過去每天工作 15 小時。以前的他常和朋友說，每天少睡一小時，人生多活二十四分之一，以為撐著不睡覺就是比別人強。進入職場後，也是繼續拚命工作，每天凌晨 2、3 點睡覺，簡直是家常便飯，同事彼此之間甚至還會競爭、較勁，看誰工作得更晚更努力。

其實，一般人或許只會看到李開復在職涯上的投入與成就，所看不到的是他該睡卻睡不著，想睡又不能睡。有很長一段時間，他靠咖啡提神，晚上靠安眠藥入睡。外人看他都是「精神奕奕」，但是，他的內心卻是深知自己的疲憊不堪。

52 歲那年，李開復發現自己罹患淋巴癌第四期，死神近在眼前。他才覺悟到「自己創造的很多『神話』，包括『鐵人』封號，以及不論半夜或清晨，隨時回覆電子郵件……，其實都

是用糟蹋健康換來的」。

大病初癒之後，為了「彌補對身體的虧欠」，他給身體的第一項承諾，「就是好好睡覺」。

每天晚上 10 點上床，睡到自然醒，就算靈感湧現，也不再像以前一樣，半夜起來打開電腦工作。以前的他，覺得睡覺是在浪費時間，如今，終於領悟，吃飯睡覺才是維持健康最重要的事。

為了養成 10 點以前上床睡覺的習慣，李開復力行晚上 9 點以後就盡量不接觸電腦、手機，漱洗完畢，擁抱暗黑，慢慢進入睡眠準備狀態。他發現，睡前遠離工作和 3C 產品，讓他好睡多了。

晚上 10 點前，入睡最佳時機

從這個實例可以知道，長年既成的睡眠習慣，雖然難以改變，但是當你遇到重大事故的時候，都由不得你不去改變。

再來看另一個例子。某天，曾任職南部一所大學校長的教授，在出席教評會會議時說：「周教授，拜你 YouTube 影片之賜，我現在開始早睡早起了。」

「那你現在都幾點睡？」我想確認一下所謂的「早睡」是指幾點鐘。

「我盡量在晚上 12 點以前就寢，只是怎麼提早睡，還是一樣晚起，少掉了一些工作的時間。」這位校長將近退休之齡，

每天的工作量只有增多，沒有減少。

「那真好！可以增加睡眠時數。」我答道。

「我的睡眠時數，都落在你說的標準裡頭。哦，對了，我跟你說，我的一個同學才誇張，他居然每天晚上 10 點半就寢……。」這位校長認為他的同學太早睡覺了。

「算了，就別提了，免得大夥大驚小怪，因為我都是晚上 10 點或之前就寢……。」我在心裡想著，勸自己少說兩句話。

其實，我相信所謂的「早睡早起」，是指晚上 10 點前就寢，因為人體有內在的生理時鐘引導我們日夜 24 小時的作息。太陽在傍晚 6 點下山之後的 3 個小時，也就是晚上 9 點鐘，大腦開始分泌褪黑激素，因此，10 點前就寢最好，這是符合大自然的晝夜節律，也是諾貝爾生理醫學獎得主霍爾等 3 位科學家的發現。相反的，半夜 11 點、甚至是 12 點才上床睡覺，已經是我所認知的「晚睡」。

我們常形容，晚睡晚起的人是「夜鷹」，早睡早起的人是「雲雀」，兩者相比，前者早死的風險較高。根據美國西北大學芬堡醫學院神經學副教授努森和英國薩里大學時間生物學教授馮史茨的研究顯示，在將近 50 萬名參與英國生物銀行研究（UK Biobank Study）的民眾中，長期晚睡晚起的致死率，比早睡早起的多了 10%。此外，「夜貓子」罹患糖尿病、心理障礙和神經疾病的比例也比較高。睡眠缺乏，亦不利於心臟健康。哈佛大學的流行病學研究發現，與睡 8 個小時的人相比，每天

睡少於 5 個小時的人罹患心臟病的機率增加了 40%。

　　俗話說：「早睡早起身體好」，這句話非常有道理。從「生理時鐘」的角度來看，早睡早起的人和晚睡晚起的人相比，不在於睡多或睡少，而在於其體內的日夜節律週期較能配合日出日落、天地運行的氣象。也就是說，早睡早起的人較能「睡對時間」。因此，想要活得健康，作息規律，順著生理時鐘生活，在晚上 10 點前休息是最好的方法。

| 2-2 | 睡眠大蕭條 |

上班忙了一整天，頭昏腦脹、身體痠痛，晚上終於可以躺到床上休息。偏偏，越想要睡個好覺，越是輾轉難眠。冥想、靜坐、泡溫水澡、小酌一杯、聽輕音樂等，很多人都說這些方法有助於放鬆入眠，但試了之後，再躺回床上，這一夜依舊數羊數到地老天荒，還是睡不著。

這些情景也出現在您每天的日常生活中嗎？

根據台灣睡眠醫學學會 2019 年的最新調查，全台灣有十分之一人口長期飽受失眠所苦。失眠彷彿是 21 世紀的一種流行病，相信大家或多或少都有經歷過。

睡眠不足，青少年受害最深

2017 年 6 月 23 日，CNN 以斗大的標題寫著「睡眠大蕭條！」（The great American sleep recession），這則新聞馬上吸引我的目光。CNN 記者葛施密特（Debra Goldschmidt）報導，睡眠剝奪（sleep deprivation）是一個如此猖獗的問題。因此，2016 年，美國疾病管制與預防中心（Centers for Disease Control

and Prevention，簡稱 CDC）將睡眠不足稱之為公共衛生疫情。

「受害最深的應該是青少年！」葛施密特引述哥倫比亞大學梅爾曼公共衛生學院的一項研究結果指出。該研究已發表於 2015 年 3 月美國兒科醫學會（American Academy of Pediatrics）的《兒科醫學》（*Pediatrics*）期刊上。

這項調查歷時 3 年，研究人員針對逾 27 萬名的美國青少年進行調查。結果發現：「青少年的睡眠時間越來越短。」原本青少年應該睡 9 小時，現在平均只睡 7 小時；其中，又以非裔和西班牙裔美國男孩睡得最少。

為什麼呢？

哥倫比亞大學梅爾曼公共衛生學院流行病學系助理教授凱斯（Katherine Keyes）回答記者葛施密特的疑問時說，研究人員並不清楚原因，但可以推測，「網路和社群媒體使用的增加是其中一項因素，升學壓力和競爭也是原因之一。」

睡眠剝奪關鍵：升學壓力、上網、滑手機

青少年睡眠不足的問題，並非只有發生在美國，就連台灣也是如此。

某年生日，我受邀到一所座落於台中的著名中學演講，講述燭光 OLED 如何可以啟動人類的照明文藝復興。這是該校科學班導師特別安排的演講，希望透過科技史的角度，讓學生瞭解科學的「光明面」與「黑暗面」。

演講一開始，我先提問：「你覺得你睡眠不足，或有失眠問題，請舉手！」

提出這個問題的目的，主要是希望同學在聽完我的演講之後，可以回去跟家人分享，關心家人的健康，尤其是藍害帶來的種種健康威脅，像是失眠等。畢竟，為人父母，大多數都有或輕或重的睡眠問題，更遑論爺爺和奶奶。因此，藉由輕鬆的話題來開場，詢問這群青少年有無失眠問題，順便也觀察他們對家人的健康有多關心。

沒想到，他們的回答卻令我感到驚訝。原本我以為沒有人會舉手，就能繼續往下詢問有關他們父母的睡眠狀況。結果，這個班上差不多是 30 人左右，卻有 5、6 個人舉手，而且是認真的態度。

經過仔細追問後，毫不意外的，「升學補習」是導致這些青少年睡眠不足的主因，「上網、滑手機」更是他們入夜失眠的關鍵。

全台有十分之一人口受慢性失眠症所苦

睡眠不足，不只發生在青少年身上，就連成年人也為失眠所苦，尤其是輪班工作者最容易出現睡眠障礙。

隨著科技進步與經濟發展，現代社會出現不少需要輪班工作人員的工作型態。為深入瞭解國內輪班工作者的睡眠情形，台灣睡眠醫學學會辦理「2019 年台灣輪班工作者睡眠問題盛行

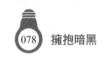

率」市調，透過網路調查全台 600 位工作者（包含固定日班工作者 300 位與輪班工作者 300 位）。

　　結果顯示，全台固定白班工作人員的慢性失眠症盛行率為10.7％，大約每 10 位民眾就有 1 人深受慢性失眠之苦；而輪班工作者的慢性失眠症盛行率為 23.3％，為固定白班者的 2.18 倍之多。

　　調查結果也指出，如果換班的頻率越快而且天數越多，則越容易受失眠所苦。如果受訪者是有輪值大夜班的，而且，又是一週之內就換班的話，那麼，其慢性失眠症的盛行率為35％。另外，一個月內，輪值大夜班天數越多的人，其慢性失眠症的比率，也是隨之增加。一個月內，要是有 13 天以上大夜班的，其盛行率就會高達 31％。由此可見，輪班工作是會明顯影響睡眠狀況。

　　此外，調查結果也顯示，輪班工作者的生理及心理上相關疾病的比例都較正常白班工作者高，包括心臟血管疾病、糖尿病，以及精神情緒方面的疾病等。而且近一個月內出現免疫系統問題的比例也較高，像是較容易感冒等。這些疾病究竟是因輪班工作者本身的睡眠問題所致，或是因輪班工作有較複雜的心理及社會適應等壓力而引起，還是有其他疾病因素，仍尚待國內睡眠醫學界進一步探究。

充足睡眠是人體基本所需，而非奢侈

　　葛施密特在她的報導中強調，「無論年紀大小，沒有足夠的睡眠，都會對我們的身心造成各種傷害。」無數的醫學研究證實，睡眠不足會導致我們吃得更多、影響記憶與大腦認知功能、注意力無法集中。長期失眠的人，容易有心血管循環和代謝異常的疾病，例如心臟病、中風、糖尿病、肥胖。此外，憂鬱症、失智、阿茲海默症等精神層面的疾病，也被認為和睡眠不足有關。睡眠不足的危害之多，簡直是罄竹難書。

　　2018 年 2 月 22 日，美國疾病管制與預防中心發布報告指出，「有三分之一的美國成年人自述，他們通常睡得比建議的睡眠量少。睡眠不足與許多慢性疾病和病症（如糖尿病、心臟病、肥胖及憂鬱症）有關，這些疾病威脅到我們國人的健康。」在此次報告中，美國疾病管制與預防中心再度將睡眠不足視為威脅公眾健康的流行疫情，並認為這樣的疫情可能會導致車禍或工作傷害。

　　「獲得足夠的睡眠，並不是奢侈。」美國疾病管制與預防中心強調，人們為了身體健康，需要充足的睡眠。儘管睡眠障礙會增加個人健康的風險，但是這些障礙可以經由診斷並加以治療，從而讓深受失眠所苦的人不必再擔心晚上會睡不著覺。

2-3　睡幾個小時才足夠？

到底睡多久，才叫睡眠充足？這個問題，相信每個人心目中都有不同的答案。有些人每天只睡 5、6 小時，白天依然精神抖擻；有些人每天都睡滿 8 小時，白天卻是哈欠連連。

其實，每個人需要的睡眠時數都不一樣。更何況，8 小時受干擾的睡眠，並不見得比 6 小時的優質睡眠來得好。因此，充足的睡眠，除了和入睡時間密切相關外，還必須同時兼顧品質與數量。

充足睡眠，修好人生必修學分

我們都知道，透過均衡飲食、適量運動、充足睡眠，擁有健康的身體，才能享受人生。顯見，保持充足的睡眠，是人生必修的重要基礎學分之一。

然而，「過去 30 年來，人們每晚失去高達 18 分鐘的睡眠時間！」瑞典哥德堡大學基層醫療學系教授盧珊（Ravan A. Rowshan）等科學家，在針對瑞典哥德堡婦女的睡眠品質研究當中發現。該研究已發表於 2010 年 9 月《睡眠研究期刊》

（*Journal of Sleep Research*）上。

由此可知，「充足的睡眠」這一項，應該是多數人所缺乏的。實際上，將近 40％的成年人，有失眠或長期失眠的問題。但是，其他 60％的人，難道就有睡飽、睡足了嗎？答案恐怕是否定的。

在這項追蹤研究中，盧珊等人同時注意到，就連上正常日班的上班族中，也有越來越多人抱怨睡眠不及 6 個小時。尤其是當 3C 產品鋪天蓋地而來之後，失眠加上沒睡飽的人，應該早就成了多數族群。這樣一來，就等於有一半以上的人在人生必修的第三個學分中被「當掉」，而且還是被自己「當掉」的。許多醫學研究證實，充足的睡眠至關重要。如果想要修好這門學分，千萬要睡好、睡飽。

睡眠時數，須符合自己的年齡

每天晚上，到底要睡滿幾個小時才夠？該如何確保睡眠時數充足呢？也許早點睡會有用？答案是：睡眠作息要符合自己的年齡。

根據美國國家睡眠基金會（National Sleep Foundation）提出，依照年齡，每個人需要的睡眠時間不一（P.082 表三）。以 6 到 13 歲的小學生為例，該基金會推薦的睡眠時數是 9 至 11 個小時；若是少到 7 或 8 個小時，或是多到 12 個小時，也還算適當；但如果少於 7 個或多過 12 個小時，則不推薦。

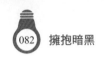
　　對於 26 至 64 歲之間的成年人，美國國家睡眠基金會推薦的睡眠時數是 7 到 9 個小時；若是少到 6 個或多到 10 個小時，尚且適當；但假如少於 6 個或多過 10 個小時，則不推薦。至於 65 歲之後的銀髮族，該基金會推薦的睡眠時數是 7 至 8 個小時；如果少到 5、6 個小時，或是多到 9 個小時，也算適當；但若少於 5 個或多過 9 個小時，則不推薦。

表三：睡眠時數建議

（單位：小時）

年齡	0～3個月	4～11個月	1～2歲	3～5歲	6～13歲	14～17歲	18～25歲	26～64歲	≥65歲
最佳睡眠	14～16小時	12～15小時	11～14小時	10～13小時	9～11小時	8～10小時	7～9小時	7～9小時	7～8小時
可算適當	11～13 18～19	10～11 16～18	9～10 15～16	8～9 14	7～8 12	7 11	6 10～11	6 10	5～6 9
不予推薦	<11 >19	<10 >18	<9 >16	<8 >14	<7 >12	<7 >11	<6 >11	<6 >10	<5 >9

資料來源：美國國家睡眠基金會，2015 年

　　如果你問我：「現在都睡幾個小時？」我的答案會是：「8 個小時上下。」，而且是中間不用起來上廁所。可是，每晚睡 7 到 8 個鐘頭，真的足夠嗎？如果有機會請教美國杜蘭大學醫學院結構與細胞生物學教授布列斯克的話，他可能會回答：「再多睡一點時間。」更重要的是，除了睡覺之外，即便是醒著，晚上最好還要加上幾個小時的「暗黑」狀態。

　　為什麼呢？因為「暗黑」是獲得充足休息、降低罹癌風險的重要關鍵。

　　日本藤田醫科大學公共衛生系教授柿崎（Masako Kakizaki）
等人曾針對日本宮城縣大崎市 23,995 位女性進行調查，研究其
睡眠時間與乳癌風險之間的關係。他們從 1995 年追蹤到 2003
年，在這 8 年之間，新增了 143 起乳癌病例。經仔細分析後，
結果發現，睡眠少於或等於 6 小時的女性，罹患乳癌的風險最
高。

　　「跟 7 個小時相比，每天只睡 6 個小時或更短的婦女，罹
患乳癌的風險增加了 62％。」柿崎教授在他們發表的〈睡眠時
數和乳癌風險：宮城縣大崎市女性追蹤研究〉（Sleep Duration
and the Risk of Breast Cancer: the Ohsaki Cohort Study）中指出，
這篇報告見載於 2008 年的《英國癌症期刊》（*British Journal
of Cancer*）。至於那些睡 9 個小時的婦女呢？她們罹患乳癌的
風險，比睡 7 個小時的還低了 28％。

　　睡飽覺，為何有益於對抗癌症？根據布列斯克等科學家的
研究發現，晚上睡覺時，在適當的「暗黑」情境下，大腦內松
果體會不斷分泌褪黑激素。它在體內可扮演抗氧化劑的作用，
預防 DNA 遭受破壞而產生癌細胞。同時，褪黑激素也可以減
緩雌激素過量分泌與合成，而雌激素正是影響乳癌、卵巢癌生
成的原因之一。可是，一旦見光，即使是不到一分鐘，松果體
便會減少或停止分泌褪黑激素。因此，提早關燈、睡個好覺，
才能讓大腦持續進行體內的暗黑工程，維護我們的身體健康。

2-4 體內的暗黑工程

　　如同白天的陽光一樣，若無入夜的「暗黑」，人類和動植物皆無法存活。事實上，許多重要的生命工程，只能在暗夜中進行，或是在暗夜下進行會比較有效。

　　以人類來說，這些生命工程，包括：分泌生長激素和瘦體素、製造免疫細胞、清理體內廢物與排毒、肌膚新陳代謝、紓壓放鬆、細胞修補等等。因此，在暗夜睡覺時，我們的體內依然十分忙碌地進行各種奇妙的「暗黑」工程，以便為隔天活力做好最佳的準備。

　　暗夜的降臨，減少了外在環境的刺激，讓身體和大腦得以充分的休息。相反的，倘若身體和大腦的活動不減緩或休息下來，將會持續消耗氧氣和能量，同時製造毒性廢物。試想，白天活動時，我們的身體已產生不少毒性廢物，入夜後如不加以清除，而任其在體內累積，再加上熬夜所額外製造出來的毒性廢物。長久下來，難保身體不會出問題。正因如此，每個人每天都需要休息和睡覺，毫無例外。

分泌生長激素

老一輩的人常說：「一暝大一寸。」由此可見，大家對於成長中孩子的睡眠有多重視。為什麼小孩子多睡覺會長高？關鍵在於：身材高低與生長激素密切相關。

當我們沉睡、進入夢鄉後，除了褪黑激素外，另一個在夜間分泌的重要抗老荷爾蒙是生長激素，由腦下垂體分泌，並釋放進入血液中，可促進骨骼、肌肉、結締組織和內臟的生長發育，尤其是在青春期之前分泌量最高。

許多科學研究指出，睡眠和運動都可以誘導人體分泌和釋放生長激素，但睡眠中釋放的生長激素高達 75％，運動則占 25％。這樣的發現也證實了許多老人家的長期觀察。因此，嬰幼兒及孩童若能有較穩定的睡眠品質，不但可促進生長，還能提升免疫力；反之，生長激素分泌過少，則容易造成身材矮小。

值得一提的是，兒童長高所需要的生長激素，分泌最旺盛的黃金時段是晚上 10 點至凌晨 2 點，而且必須是在熟睡期才會從腦下垂體穩定分泌。孩子只要每天都能睡好覺，擁有良好的睡眠品質，都有助於強化生長激素的分泌。

除此以外，我們也不能忽視運動幫助孩子長高的事實。畢竟，白天的運動，會讓人入夜好眠，間接刺激更多生長激素的分泌和釋放。此外，運動還可以讓生長激素在夜晚提前約 1 個小時產生，甚至在睡醒前 2.5 小時，仍維持相當高的分泌量，

這些都有利於成長。

但可別以為生長激素只能幫助孩子發育和長高。事實上，即使過了生長期之後，生長激素仍然扮演重要的角色，亦是成人不可或缺的荷爾蒙，不但可促進蛋白質合成，對肌肉、心臟、內臟等器官的發育有相當大的作用，還能調整身體各部位代謝、維持肌膚彈性，以及強化免疫系統功能。

睡飽覺，能讓我們醒來精神奕奕、活力充沛，同樣也是拜生長激素之賜！生長激素能修復受損的細胞和組織，消除腦部疲勞，也具有分解和燃燒脂肪、促進肌肉生成的功效。我們在白天活動時所需要的能量，大部分是來自於此項「暗黑」工程。而這項能量回充工作，主要是發生在暗夜熟睡的時候，熟睡的時間越長，則回充的能量越多。這也是為什麼有深度而品質好的睡眠能為身心充飽足夠能量。

製造免疫細胞

「早點睡」這三個字，相信大家都耳熟能詳。這也是為人父母最常叮嚀孩子的話，尤其是當子女忙著熬夜念書或工作時最常聽得到。但如果是因為看電視追劇、滑手機、迷桌遊而熬夜沒睡，那麼應該會聽到的是「你給我早點睡……」這六個字或是更多的提醒。

我們都親身體驗過，經常熬夜、睡眠不足，很容易感冒或生病。到診所看病時，醫師會告訴我們是「免疫力」出了問題。

「免疫力」這個詞，雖然大家都知道，醫師也常把它掛在嘴邊，但看不見、也摸不著的「免疫力」到底是什麼呢？其實，它是一個抽象的概念，指人體自身的防禦機能，也就是能夠識別並消滅外來入侵的病菌或病毒，以及體內突變的腫瘤細胞等，從而維持人體免疫系統內環境的穩定。萬一身體不幸「中鏢」生病，免疫細胞也能快速消滅病菌或病毒，修復器官功能，使身體盡快痊癒、恢復健康。

說起感冒或流感，卻又無人不知、無人不曉。感冒、流感和所有疾病都與人體的自我防禦機制有關，也就是受自身免疫力的強弱所主導。通常，免疫力較弱的人，較容易感冒或感染流感。反過來說，容易感冒或得到流感的人，自身免疫系統恐怕是出現了問題。因此，感冒或生病，也可以視為是一種警訊或徵兆。

目前已知，睡眠期間，身體受到感染的風險相對較低，免疫系統會藉此重組，特別是會大量製造免疫系統的尖兵──「T細胞」，以對抗各種具感染性的病原體，包括：細菌、病毒、真菌或其他感染性微生物等。這也難怪有人建議，應該把「睡覺」列在維持健康的第一項，特別是在流感病毒活躍的季節，「睡個好覺」應是避開感染的最佳選擇！

紓解壓力助眠

壓力和睡眠之間，具有雙向關係。好的睡眠衛生（sleep

hygiene），有益於紓解壓力；在沒有壓力情況下就寢，可以提升睡眠品質。如此一來，自然產生良性循環。反之，不良的睡眠衛生，助長既有的壓力，使人更難以入眠；睡眠品質不佳，讓人壓力更大，長期持續下去，只會加速惡性循環。

所幸，好的睡眠衛生和睡眠習慣，是可以學習的。良好睡眠是紓解壓力的好方法，也是活力之泉。睡眠要睡得沉穩，才能消除一天的身心疲勞及壓力。隔天一早起床後，就能恢復旺盛活力，精神飽滿，迎接全新的挑戰。

單從生理層面來看，在睡覺時，體內的皮質醇（cortisol）會減少分泌。皮質醇，又名壓力荷爾蒙，是一種由腎上腺所分泌的化學激素，能調節免疫系統、增加身體能量，以應付外在的工作壓力或生活雜事等挑戰，對健康是有益的。

皮質醇濃度含量有固定的日夜節律，正常情況下，早上起床後，體內測得的皮質醇濃度含量較高，大概在上午 9 點或 10 點升至最高點。然後，隨著時間逐漸遞減，到了晚上睡覺後，體內的濃度含量越來越低，在午夜時分降到最低點。接著，熟睡以後，再繼續生產隔天所需要的含量。

皮質醇濃度含量過高或過低，對身體都會產生不良影響。經常處於高壓下，將使皮質醇持續釋出，讓大腦變得更警醒，結果容易睡不好，連帶破壞睡覺時的大腦重塑工程。皮質醇濃度含量異常增高，還會刺激糖皮質激素（即所謂的類固醇）受體，以及去甲腎上腺素，進而增加促腎上腺皮質素釋放激素的

形成。而上升的促腎上腺皮質素釋放激素，則會打斷深層的睡眠，以至於夜間醒來的次數頻繁或容易淺眠。相反的，在正常的暗夜入睡，皮質醇濃度含量是低的。此時，糖皮質激素受體會受到抑制，有利於深度睡眠的形成。

肌膚新陳代謝

睡覺不會讓人成為「睡美人」（Sleep Beauty），但夜晚 11 點到凌晨 4 點的「美容覺」（beauty sleep）能讓肌膚維持緊緻、明亮又有光澤。反之，如果經常熬夜或在這個時段不睡覺，荷爾蒙分泌不足，皮膚就容易變乾和老化。

一直以來，「美容覺」這個概念普遍受到認同，許多人相信皮膚細胞會在晚上修復與再生。Darphin 的教育執行長佛拉克哈特（Kendra Flockhart）解釋說，一整天下來，肌膚承受了各式各樣的刺激，「到了晚上，當我們開始睡覺時，血液會流向皮膚，皮膚細胞便開始加速修復和再生的工程。此時，皮膚再生的速度比白天快了 3 倍。」

為什麼睡眠對肌膚保養那麼重要？這是因為肌膚健康、光滑透亮與否，和膠原蛋白、彈性蛋白密切相關。睡眠有助於產生新的膠原蛋白，使皮膚看起來更加水嫩、有光澤。相反的，睡眠不足時，皮膚容易脫水、下垂、起皺紋，失去自然光采。

如何防止肌膚水分散失？美國布魯克林先進皮膚科（Advanced Dermatology, P.C.）醫學博士索諾歐（Sonoa Au）

表示，人體的皮膚表層，有一層天然的皮脂保護層，在白天正午時分，皮脂分泌最多，可避免肌膚水分過度流失。到了夜晚，皮脂分泌減少，皮膚保護層變薄，增加水分流失。因此，除了擦上保濕霜之外，及早關燈就寢，進入夢鄉後，身體的新陳代謝變慢，體溫降低，也有助於減緩肌膚水分流失。

此外，之前提到，熟睡使皮質醇的濃度含量變低，糖皮質激素受到抑制。值此之際，負責維持體內水分與電解質平衡的鹽皮質激素，反而受到刺激。由腎上腺皮質所產生的鹽皮質激素，主要作用於腎臟，進行鈉離子及水分的再吸收、鉀離子排除，以維持血壓的穩定。醛固酮為鹽皮質激素家族的主要代表，負責促進腎小管主動重新吸收鈉離子和水分，使得原本要被排掉的水分得以保存，以維持體內正常的水含量，並保持皮膚濕潤。

而奇妙的皮膚修復工程，就發生在晚上 11 點到午夜之間。紐約自由作家凱利（Diana Kelly）在 2017 年 10 月號的《讀者文摘》中，記載了紐約皮膚科醫師格羅斯（Dennis Gross）博士的看法：「不論睡著與否，就是這個時候，用來更新和修復皮膚細胞的有絲分裂（cell mitosis），正處於高峰期。而且就在此時，皮膚細胞最需要營養，抗老化的效果也最大。」

可是，為什麼睡不好都會寫在臉上？凱利解釋說，睡眠不好，會讓人的肌膚看起來暗沉，眼睛周圍顯得浮腫。她同時提到耶魯大學醫學院皮膚學科臨床副教授格哈拉（Mona

Gohara）博士對「美容覺」的看法。格哈拉認為，務必要尊重
睡眠與美麗之間的關聯性，因為不睡覺會增加皮質醇的濃度含
量，使肌膚處於容易發炎狀態。

而粉刺或牛皮癬，正是人體皮膚在睡眠缺乏下發炎的結
果。雪上加霜的是，這些肌膚問題會導致皮膚發癢而破壞睡眠，
因而啟動另一種的惡性循環。不過，若能改善睡眠品質，將有
助於皮膚的清理，增進皮膚的健康。

肝細胞修復

睡眠是修復細胞的黃金時段。除了皮膚細胞要在晚上熟睡
時進行更新與再生之外，有足夠的睡眠，肝細胞也才可以得到
完全的修復。

肝臟是人體內最大的器官，負責執行多項必要的工作，像
是血液膽紅素、氨素及其他各種有害毒素的排毒，酒精和藥物
的分解與代謝等。由肝臟分泌的膽汁，對於脂肪的消化、分解
和吸收，以及維生素、礦物質、鐵等重要營養素的吸收與儲存，
都有莫大的貢獻。

臨床證明，除了感染和遺傳因素之外，熬夜是造成肝病的
主因。原本，白天沉重的工作量和學習壓力，就已經讓人感到
疲倦，若再加上睡眠不足，肝臟便會漸漸出現症狀。

當一個人的肝臟有問題時，睡眠時間又少於 4 個小時，那
麼免疫系統功能將會下降 50％。以肝硬化患者來說，如果在

凌晨 3 點到早上 7 點之間沒睡覺，免疫細胞活動性則會減低約 30％。所幸的是，肝臟可以從睡眠自我修復，最佳時間是在晚上 11 點至凌晨 3 點。若能睡對時間，加上充足睡眠，肝硬化患者的免疫系統將有機會完全恢復。因此，睡覺是保護肝臟的良藥，良好的睡眠可以減少能量的消耗，有助於身體康復。相反的，睡眠不足卻會影響肝硬化患者的代謝功能，進而導致營養不良，致使病情惡化。

研究人員也發現，流經肝臟的血流量，會直接影響肝臟的營養和供氧量。當肝硬化患者站立時，通過肝臟的血流量，會比躺臥時少了 40％。若還有身體動作的話，則血流量會減少 80％至 85％。由此可見，肝硬化患者最好多臥床、休息，所增加的血流量，可讓肝臟有充足的營養和氧氣，俾使肝細胞修復。事實上，大多數脂肪肝的患者都有失眠、疲勞等現象，所以充分的睡眠很重要。

即使是正常人，也需要良好而充足的睡眠。史丹佛大學生物學教授海勒（Craig Heller）研究發現，人的大腦，在經過一天的工作、思考、感知或反應，耗盡可用的能量之後，透過深度而安靜的睡眠，可讓腦細胞修復，並回充能量。他們的實驗也證實，腦細胞在缺少可用的能量時，便會發出訊號，釋放出一種神經傳導物質——腺苷（adenosine），用來告訴細胞：「該休息了！」以便補充所需的能量。大腦釋放的腺苷越多，會讓人越想睡，甚至睡得越熟，之後，能量回充的效益就越好，如

此而形成一種穩定的反饋迴路。

　　睡眠，是身體休養生息最重要的時刻。下一次，如果有人問你：「你累了嗎？」或是大腦隱約告訴你：「累了！」那麼，就休息一下吧！如果已經是暗夜了，更別遲疑，現在馬上就上床睡覺，讓身體修復白天受破壞的細胞，隔天一早醒來後，我們才有精神和體力去面對新的挑戰。

2-5 大腦等到半夜才施工

有些人認為睡覺是浪費時間，為了工作、學業、追劇、玩樂，最容易犧牲的就是睡眠。但事實上，當我們沉睡、進入夢鄉後，身體與大腦正努力進行著與白天清醒時截然不同的工作。例如，身體內器官會自動修復受損的細胞和組織，大腦則將白天時的短暫記憶變成長期記憶，還會將白天產生的毒素排出，維持大腦的健康。

缺乏睡眠，加劇大腦排毒負擔

如果依照早期的「日作夜息」，人原本有將近 12 個小時的暗夜，也就是從晚上 6 點到隔天早上 6 點，可以好好休息。在這段期間，我們的身體獲得喘息，同時，大腦可以開始清運、排出腦內在白天 12 個小時，即從早上 6 點到晚上 6 點，所產生的有毒蛋白質及其他廢物。在這種情境下，大腦進行腦內毒物清除的負擔大概是 12 除以 12（見右表四），也就是夜晚每一小時，平均只需要負責清除白天一個小時所產生的毒素量。

可是，一旦熬夜，譬如到半夜 12 點才睡覺，腦內毒物產

生時間，將從早上 6 點延長到半夜 12 點，等於是從原本的 12
個小時增加為 18 個小時。相對的，大腦可以用來清除毒素的
時數，反而從 12 個小時減少到 6 個小時，也就是從半夜 12 點
至早上 6 點。此時，大腦清除毒物的負擔值，將從 12 除以 12
增加為 18 除以 6，變成原來的 3 倍。

表四：大腦排毒負擔與睡眠時數之間的可能關係

毒物產生小時數	12	13	14	15	16	17	18	19	20	21	22	23
暗黑睡眠小時數	12	11	10	9	8	7	6	5	4	3	2	1
大腦排毒負擔值	1	1.18	1.4	1.67	2	2.43	3	3.75	5	7	11	23

大腦排毒負擔值＝毒物產生小時數／暗黑睡眠小時數
倘若原本的「日作夜息」，提供人類每天平均有 12 個小時的暗黑與睡眠，
以清除白天 12 個小時所積累的毒素。如此一來，入夜之後，每增加 N 個
小時的「清醒」時間，將使大腦排毒負擔加重，大腦排毒負擔值＝（12＋N）
／（12－N）。

資料來源：作者周卓輝

如果有長期失眠的問題呢？譬如睡眠不足 5 個小時，那麼，
大腦排毒負擔將再增加到 19 除以 5，變成原本「日作夜息」的
3.75 倍。即使是和只睡 8 個小時的相比，大腦排毒負擔亦增加
了 87.5％，可說是相當沉重。

值得留意的是，現代人常因晚上開燈，致使大腦持續運作

而無法休息。所謂晚睡 1 個小時，意味著大腦排毒時間少了 1 個小時，同時也代表大腦內毒物產生的時間多了 1 個小時。如此一來一回，再加上隨著睡眠時間越發不足，於是大腦排毒的負擔如下圖五所示，猶如火箭發射般快速上升。

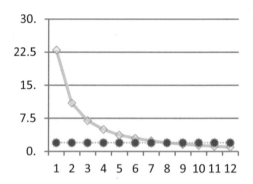

資料來源：清大 OLED 照明團隊

圖五：大腦排毒負擔值與睡眠時數關係

睡眠有助於大腦清理廢物

近年來，科學家發現，大腦自己擁有一套非常獨特的廢棄物清理系統，就好像入夜之後的清道夫，能清除「城市裡」有毒的蛋白質等等生化廢棄物。而睡眠期間，正是這套系統運作的關鍵時刻！

可是，為何大腦只能在人們晚上睡覺、而非白天清醒時，清除腦中有毒物質？美國羅徹斯特大學神經科學家內德加德（Maiken Nedergaard）解釋說：「原因在於打掃需要消耗大量

的能量。」她認為，大腦不可能一邊自我清潔，一邊又去注意周圍環境、談話和移動等等。

換句話說，如果大腦要同時運作、思考，又要清理、修復，就會像是交通尖峰時刻，在繁忙的道路上施工、維護。這樣一來，若不是要修補很久，就是會導致交通嚴重堵塞。

生活上，人們學會避開白天尖峰時段，進行道路維護和修補。大腦亦是如此，當天色昏暗、思緒沉澱之際，便是它開始清理廢物、修補受損細胞的時刻。只要腦中「垃圾」清除乾淨，破損細胞修復完成，需要的能量回充完畢後，次日醒來，自然是感到神清氣爽。而這套廢物清除系統在我們睡眠時最為活躍，或許可用來解釋人們一生為何需要花約三分之一的時間睡覺。

2013 年，內德加德的研究團隊發表在《科學》（*Science*）期刊上的研究報告，率先揭示了睡眠如何清除小鼠體內的毒素。他們發現，實驗鼠在睡眠時，腦脊髓液（cerebrospinal fluid，簡稱 CSF）會湧入大腦，去除大腦白天運作時所產生的廢物。腦脊髓液是透明的，就像水一樣，能沖洗大腦中的毒素。而且在老鼠睡著時，這些廢物從腦中清出的速度，遠高於清醒的時候。

另一項更驚人的發現是，實驗鼠睡覺時，腦神經元會休息、收縮，方便腦脊髓液四處流通。當神經元縮小 60％時，神經元彼此間的間隙則會擴大 60％，促使腦脊髓液有效對流，進而代

謝並清除神經元之間的有毒蛋白質與其他廢物。

相反的，假如滯留在神經元內與神經元間的蛋白質廢物，未被清出，加上因為晚睡或熬夜不睡，致使毒素濃度越來越高時，便有機會凝聚、堆積在神經元裡面或周圍，破壞神經元，以及阻斷神經元間的聯繫，進而導致失智或阿茲海默症等神經退化疾病。

多項實驗也證實，大腦神經退化與蛋白質廢物累積有關；其中，β- 類澱粉蛋白（beta amyloid）會導致阿茲海默症。如果缺乏睡眠，未適時清除大腦內的蛋白毒素，很可能會增加罹患阿茲海默症的風險。

內德加德指出，在狒狒的大腦中，同樣也可以觀察到清除廢物的過程。雖然她的研究團隊並非以人為對象，尚未在人腦中發現廢物處理機制，但研究結果仍有助於瞭解人類腦部疾病，包括阿茲海默症。她也相信，失智或阿茲海默症等神經退化疾病，都與睡眠障礙有關。

非快速動眼期，大腦清掃才能正常進行

內德加德等人的研究結果表明，在鞏固記憶之外，睡眠是清除腦中廢物的重要機制。可是，人腦究竟是怎麼做到清除垃圾，一直是個謎。波士頓大學生物醫學工程系助理教授露易絲（Laura Lewis）帶領的研究團隊，在 2019 年 10 月號的《科學》雜誌發表了一篇論文，終於揭開了其中的謎團。

　　成人的大腦中，約含有125到150毫升（CC）的腦脊髓液。露易絲推測，腦脊髓液跟代謝廢物的清除有關。為了證明，她的團隊設計了一項實驗，邀請了13位23至33歲之間的受測者，讓他們配戴腦電波檢測帽，躺睡在核磁共振儀內。研究人員接著量測他們腦中的血氧含量，而這個是跟腦脊髓液的流動有關，並同時檢測其腦電波，以顯示受測者進到了哪一個睡眠週期。

　　在正常狀態下，我們的睡眠可以分為：入睡期、淺睡期、熟睡期與深睡期、快速動眼期（Rapid Eye Movement，REM）等四個階段；其中，前三個階段都屬於非快速動眼期（non-Rapid Eye Movement，non-REM）。

　　露易絲等人的研究，揭示了非常有趣的現象，那就是，只有在「非快速動眼期」，大腦清運垃圾的工作，才能正常進行。他們發現，當受測者處於「非快速動眼期」時，大腦的神經元，會開始進入同時關閉、同時打開的狀態。當神經元同步關閉時，大腦就不需要那麼多的氧氣，那麼，往大腦運輸氧氣的血液流量，就可隨之減少。這時候，腦脊髓液就會同步迅速流入，填補血液流出後所留下的空間。這大量循環在腦部的腦脊髓液，即可用以清除所有積聚在腦內的毒素，包括 β - 類澱粉蛋白等，而維持了大腦的健康。

　　露易絲等人表示，「我們可以把大腦想像成一條熱鬧的街道，白天人潮製造了滿地的垃圾廢物。入睡後人潮撤退，腦脊

髓液這個『清潔工』就出來洗地。」

問題是，為什麼腦脊髓液不能在白天清運這些有毒垃圾呢？露易絲解釋說，這乃跟神經元的運行機制有關。白天的時候，大腦處於清醒、工作的狀態，需要消耗大量的血氧，血液必須持續流入腦內，因此，新鮮的腦脊髓液就進不來。這就像是在人潮洶湧的大街上，清潔人員無法進場大掃除一樣。

在人類與阿茲海默症奮戰歷程中，露易絲等人的研究成果，為阿茲海默症的預防與治療開闢了新途徑。內德加德對於這樣的研究結果感到驚喜，並認為該論文的一大貢獻是，有助於驗證她之前在實驗鼠身上所發現的廢物清除機制，不但早已存在，而且對人類也很重要。

內德加德進一步指出，這個研究結果說明了睡眠不只是放鬆、休息而已，其實還具有非常獨特的功能，那就是當我們清醒時，神經元不會同時關閉。因此，大腦血氧含量下降，不足以使大量的腦脊髓液在腦內循環，並清除所有積聚的代謝副產物，例如 β - 類澱粉蛋白等。反之，足量且優質的睡眠，可以降低腦部發生阿茲海默症的風險。

好好睡覺，保護大腦健康

從上述兩大科學研究可得知，進入深度睡眠，可以開啟大腦的廢物清理系統。所以，從現在開始，請保持充足睡眠，尤其是在深層睡眠的時段睡好、睡滿，不但可以發揮修復身體的

功能，還能清除腦內廢物，降低罹患阿茲海默症的風險，增進
腦部健康。

2-6 褪黑激素是睡眠荷爾蒙：抗老、抗病、保有青春

　　褪黑激素是由大腦內松果體生成的一種天然荷爾蒙。人在接近入睡時，便會開始分泌褪黑激素，並在半夜達到高峰。早晨醒來之前，體內褪黑激素的濃度便會逐漸下降。因此，褪黑激素與睡眠時間息息相關，在醫學上也逐漸運用來調整睡眠，尤其是時差問題。

　　除了幫助舒眠外，褪黑激素的神奇功效還不僅止於此，號稱能延緩老化、預防心臟病、糖尿病、高血壓、肥胖及白內障，甚至還可以預防癌症、失智症。根據土耳其德拉基亞大學醫學院心臟學系主任沃頓（Armagan Altun）於 2007 年 3 月在《國際臨床實踐期刊》（*The International Journal of Clinical Practice*）上，所發表的論文總結指出：「褪黑激素參與許多生理過程，包括晝夜節律、血壓調節、視網膜生理、季節性繁殖、卵巢生理、免疫功能及誘導成骨細胞分化。」

　　沃頓也指出：「褪黑激素被證明是一種有效的自由基清除劑，而且是廣效的抗氧化劑。」由於褪黑激素的分子具有高度的還原能力，所以具有抗氧化作用，可作為對抗氧化性壓力的

第一道防線，發揮抑制腫瘤、對抗某些癌症等功效。

睡眠荷爾蒙，幫助舒眠

褪黑激素可以幫助睡眠，所以又有「睡眠荷爾蒙」或「天然安眠藥」的稱號。某天，我跟一位得意門生討論 OLED 照明投資。談完後，他突然說：「老師，我忘了跟你講，我兒子現在晚上 9 點就可以睡著了。」

他的兒子非常黏他，每次不到半夜一、兩點，總是不肯去睡覺。我問他：「是否睡前讓孩子喝了含有咖啡因的汽水或飲料？」他搖搖頭說沒有。

「該不會是家裡的燈太亮？」我再問。

他說，兒子怕黑，每次一關燈，就會大哭大鬧。

「試試看在睡前偷偷把燈逐漸關暗，讓孩子沒發覺。等到褪黑激素分泌夠了，睡意來了，再將燈全關，他也不會知道。」這是我給他的建議。

事隔一個多月後，我早已忘了這檔事，直到他再次提起。

「你是怎麼做到？晚上 8 點先逐漸關暗？」我很好奇的問。

「我才不管他呢，晚上 9 點一到，我就把家裡的燈全部關掉。」

「他不是怕黑，會哭嗎？」我追問。

「我才不管他，才哭一下，就睡著了，後來也慢慢習慣了。」

　　夜晚的暗黑，是人體開始分泌褪黑激素的依據。假如夜晚仍亮如白晝，褪黑激素便會延遲或不分泌，即使有分泌，也是很少量。同時，亮光會刺激可體松（醒來激素）的分泌，到了或過了該睡覺時間，在想睡卻睡不著的情況下就寢，一開始通常是先輾轉反側，接著再睡睡醒醒，最後累到勉強睡著時，鬧鐘卻響了。

　　如果我們相信健康很重要，也認為睡好、睡飽是維持健康的第一要務。那麼，確認夜晚是暗黑的，睡前把燈關暗或關掉，應該是我們力行健康生活的第一步。

　　可是，萬一夜晚無法足夠暗黑，睡前也無法把燈關暗，加上年紀漸長、藏著太多放不下的心事，都可能導致原本會自然分泌的天然安眠藥──褪黑激素，分泌不足。此時，作為國際褪黑激素相關醫學研究泰斗的皮爾鮑利醫師（Walter Pierpaoli）給予的建議是：「服用褪黑激素。」

　　但服用褪黑激素，真的有助眠效果嗎？抑或只是心理作用而已？褪黑激素研究先驅的醫學博士烏特曼（Richard Wurtman）最適合來回答這個問題。現年84歲的烏特曼博士，生於1936年，曾經身兼麻省理工學院臨床研究中心主任，以及腦部與認知科學系特聘教授。

　　早期，沒人知道應該服用多少量的褪黑激素，才有助眠效果且不會過量。1982年，烏特曼等人先嘗試240毫克的劑量進行實驗。但其實以當今的知識來說，那樣的劑量幾乎已經是超

量 100 倍。

相隔 11 年後，烏特曼博士在一場神經科學學會會議中發表研究報告。從 20 位男性志願者的測試結果中發現，約 0.3 毫克的劑量，也就是先前試驗劑量的八百分之一，便足以增加受測者的睡眠時數，而且服用後會更快入睡。

以這種劑量服用，通常只需要 5 到 8 分鐘，受測者便已入睡。若只是服用安慰劑的對照組，則平均需要 25 分鐘才會睡著。因此，只需少量的褪黑激素，即可達到鎮靜作用，不僅能幫助人們進入夢鄉，還能讓他們在夜間醒來後更容易入睡。

2005 年，烏特曼等人發表於《睡眠醫學評論》（*Sleep Medicine Reviews*）的研究，再度證實褪黑激素作為睡眠輔助劑的價值。尤其是對老年人失眠和其他失眠患者而言，褪黑激素是一種有效的睡眠輔助劑，能幫助他們獲得良好的睡眠。

延緩老化，保持青春

1987 年，諾貝爾化學獎得主李遠哲博士受到兩岸清華大學校友會之邀，在美國史丹佛大學演講時提及：「我的下一個目標是尋找青春永駐的方法。」1986 年，他獲得諾貝爾化學獎的殊榮，完成了人生的夢想，之後最想做的是研究青春永駐的方法。

李遠哲博士提到，人會死是因為人會老，延緩老化可以讓人活得長壽。世界上研究老化機制，至少就有 7 個理論，其中

一個是過多的自由基，造成細胞氧化、老化加速。他說他個人對「長生不老」沒有興趣，比較有興趣的是「青春永駐」。如果一個人可以「青春永駐」，自然也不容易老。

2012 年，美國洛根大學（Logan University）的醫學博士凱利（Claudia Kelley）在《延壽雜誌》（*Life Extension Magazine*）上發表了一篇很重要的文章，名為〈超越睡眠：褪黑激素攻擊衰老因數的 7 種方式〉（Beyond Sleep: 7 Ways Melatonin Attacks Aging Factors）。她在文中一開始就指出：「雖然褪黑激素參與調節我們體內的生理時鐘，但這只是它促進健康好處的開始。」

「最棒的是，它可以保護我們的遺傳物質（genetic material），並對抗與老化有關的疾病和衰退。」凱利博士說明，褪黑激素的益處不只有在預防心臟病、糖尿病、肥胖，或促進骨骼健康，最大好處是「對抗老化」，亦即「青春永駐」。

她指出：「褪黑激素使動物的壽命延長了 20%，在整個過程中，還延續了牠們的年輕特性。」讓受測動物服用褪黑激素，可延長牠們的壽命，這可能與褪黑激素可以抗氧化、抗發炎、保護神經、強化免疫系統有關。

根據皮爾鮑利博士的研究，若未補充褪黑激素，受測動物呈現一般常見的生、老、病、癌、死。但如果在牠們夜間飲用的水中，添加少量的褪黑激素，則可讓白鼠的壽命從 24 個月延長到 30 個月，增加將近 25％的壽命。補充褪黑激素期間，

牠們的皮膚不皺、毛光亮、癌不生、性活躍。

　　隨著年紀漸長，褪黑激素原本就分泌得較慢又較少，再加上人造夜光的抑制，極其匱乏的褪黑激素，可用來解釋為什麼人會越來越容易有各種疾病且快速老化。值得慶幸的是，皮爾鮑利博士的發現，適時補充褪黑激素，可有效抗老，至少這在動物身上的臨床前試驗，已經多次獲得證實。

對抗疾病，緩解痛楚

　　褪黑激素不只有幫助睡眠而已，還具有多重效用，影響許多生理功能。科學家在心血管疾病、第二型糖尿病、阿茲海默症等疾病中，曾觀察到一個共同點：罹患這些疾病的患者，其體內循環的褪黑激素都特別少。這說明了為什麼褪黑激素分泌越來越少的長者，或是長期夜光曝照的人，容易有這些疾病或症狀。因此，擁抱暗黑，讓褪黑激素能充分分泌，或適時適量補充褪黑激素，有助於遠離這些疾病。

　　科學家還發現，褪黑激素可用來治療或緩解許多疾病和疼痛，包括：改善偏頭痛與劇烈頭痛、抗痙攣和抽搐、對抗心絞痛、降低血壓，以及預防心血管疾病、動脈粥樣硬化、第二型糖尿病等。

　　2016年，伊朗巴基亞塔拉醫科大學（Baqiyatallah University of Medical Sciences）應用生技研究中心教授納伯威（Seyed Fazel Nabavi）等人，在《藥物化學》（*Medicinal Chemistry*）

期刊上所發表的論文中指出，褪黑激素可發揮多功能的生物作用和藥理作用，例如抗氧化、抗癌、抗腫瘤、抗發炎、抗老、抗糖尿病、抗病毒等，因為它能夠修補異常的氧化還原狀態和其他異常的生化標誌物，從而減輕細胞和組織損傷。此外，他們還特別指出，褪黑激素具有治療呼吸系統疾病的潛力，像是哮喘、感染性呼吸系統疾病、慢性阻塞性肺疾病、肺癌、胸膜腔疾病及血管性肺病等。

抑制腫瘤，預防癌症

褪黑激素最著名的功能之一，則是抑制癌細胞生長及擴散。至於褪黑激素為何能預防癌症？這與它可用來清除自由基，以及調節體內雌激素和生長激素的濃度有關。褪黑激素可減緩雌激素過量分泌，而雌激素正是影響乳癌、卵巢癌的原因之一。

其實，還有許多癌症確診的患者，因為覺悟而願意放棄忙碌工作，在重新開啟正常作息、正常生活後，進而與癌症和平共處。這樣的改變所帶來最明顯的生活差異，即是壓力減少、步調放鬆及睡眠充足，皆有益於褪黑激素的分泌，也是抗病、抗腫瘤的利基。

在細胞自癒能力方面，李豐醫師是最好的明證之一。她曾說：「我的細胞病理專業讓我明白，生病都是咎由自取。是我們置自己的細胞於死地，讓身體沒有機會復原。罹癌後，我開

始自我反省，改變了飲食、作息、運動與對生死的看法，朝對的方向堅持下去，至今已和我的癌細胞和平相處超過 45 年。」

李豐就讀台大醫學院醫學系，畢業之後，再赴加拿大就讀研究所，到了第 3 年的時候，卻罹患了淋巴癌。接著，就是經歷手術、電療、化療的痛苦，以及許多令人不快的副作用。儘管如此，癌症卻仍然存在，而且，雪上加霜的是，她的身體也開始漸漸變差。最後，讓她的身體逆轉勝的，就是大家熟知的均衡飲食、適當運動、正常作息，加上生死觀的調整，從此開始，李豐醫師的癌細胞，「長達 45 年不敢多越雷池一步」。

李豐醫師的健康秘訣，在於早睡早起、靜坐放鬆、運動瑜珈、吃得少而健康。為了晚上 9 點多上床睡好覺，她會在晚上 8 點多開始靜坐。依照人體的生理時鐘，褪黑激素在晚上 9 點左右開始分泌，此時，李醫師已做足準備，讓大腦放鬆、身體充分休息了。

自然分泌，才是上策

我的大姨住在偏遠的陽明山上，一直過著「日作夜息」的簡單生活，身體很硬朗，活得也很長壽。遠來的親戚、晚輩們，常忍不住好奇探問大姨的歲數，無奈被問多了，她只好笑笑的說：「哪知？ 100 歲吧！」

與城市「朝八晚十」且「日暗夜亮」的生活不同，大姨和太陽同進退的作息，讓她體內天然的褪黑激素分泌充沛，所以

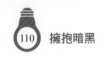

能睡得好、身子好,遠離病痛與衰老。

　　其實,人體本來就會自然分泌褪黑激素。失眠的人,常常不見得是褪黑激素不分泌了,而是睡覺時間錯了。因此,睡前關燈、睡時暗黑,並配合褪黑激素開始分泌的時間早睡早起,讓褪黑激素在我們的體內自然又充分的產生,才是上上之策!

2-7　開燈睡覺會發生什麼事？

　　「只要你確保在日落後避免藍光的照射，並在完全暗黑中睡覺，許多睡眠問題都能迎刃而解。」《紐約時報》（*The New York Times*）暢銷書作家暨知名醫學博士莫可勒（Dr. Joseph Mercola）指出，暗黑與睡眠息息相關，在完全暗黑的環境下睡覺，可以解決許多因睡眠不足而引發的問題。

　　可是，萬一非得要開小夜燈睡覺，究竟會引起什麼問題？

開夜燈睡覺，10 勒克斯就產生負面影響

　　開燈睡覺，會讓人的睡眠品質變差，相信大家都曾有過類似的經驗。事實上，許多醫學研究也證實，開燈睡覺，會使人容易淺眠，而且半夜時常會醒來好幾次。但如果只是開小夜燈睡覺呢？

　　韓國嘉泉大學（Gachon University）吉爾醫學中心教授姜勝貴（Seung-Gul Kang）等人，在 2016 年 11 月號的《科學報告》（*Scientific Reports*）發表一篇論文。研究結果顯示，即使是在 10 勒克斯的小夜燈下睡覺，也會對大腦活性產生不良影響。

　　姜勝貴的研究團隊篩選了 20 名健康的男性。首先，這些受測男子連續兩晚睡在一個暗黑籠罩的實驗室裡。到了第三天晚上，讓他們睡覺時暴露在 5 或 10 勒克斯的微光下。研究人員在第二及第三晚之後，進行工作記憶測試，同時做了功能性磁振造影（fMRI），掃描受測男性的腦部。

　　研究結果指出，在 10 勒克斯的光照下睡覺，會降低大腦活性，也會影響隔日工作專注力與效率。不過，假如光線減至 5 勒克斯時，則並未發現有相同的負面影響。

　　這樣的研究結果，或許可用以說明為什麼國際照明委員會（International Commission on Illumination，簡稱 CIE）會將入侵住宅區域的光線照度，限制在 2 勒克斯以下。北美照明工程協會（Illuminating Engineering Society of North America，簡稱 ILSNA）則規定在 3 勒克斯以下。照明工程學會（Institution of Lighting Engineers，簡稱 ILE）則限制在 5 勒克斯以下。而韓國目前規定是住宅區域的光線照度上限為 10 勒克斯。

即使暴露於微弱光線下，也可能引發憂鬱症

　　在前述的人類實驗中，即使是在 10 勒克斯的光線下睡覺，就可能對健康造成威脅。那麼，長期暴露於 5 勒克斯的微弱光線下睡覺，又會發生什麼事呢？

　　美國俄亥俄州立大學韋克斯納醫學中心神經科學系教授貝卓西恩（Tracy A. Bedrosian）等人的研究指出，當雌性倉鼠連

續 4 個星期在夜間暴露於 5 勒克斯的光線下，可改變牠們的神經元結構，使牠們出現抑鬱的症狀。這篇研究報告刊登於 2012 年 7 月號的《分子精神病學》（*Molecular Psychiatry*）上。在另一項囓齒動物研究則發現，同樣在夜間暴露於 5 勒克斯的光線，連續三週之後，除了產生憂鬱症狀之外，也造成認知功能的損害。

　　或許有人會辯駁，動物與人類不同，尤其是小動物對夜光的耐受力，可能不如人類。因此，暗光對小動物有影響，卻不一定對人類產生衝擊。可是，我們真正想要瞭解的是：長期睡在較暗的夜光下，像是 5 勒克斯的小夜燈，是否也會對人類健康帶來不良後果？

　　2017 年，日本奈良縣立醫科大學（Nara Medical University）醫學院社區衛生與流行病學系教授大林賢史（Kenji Obayashi）等人，在《美國流行病學期刊》（*American Journal of Epidemiology*）上發表的一項研究發現，即使是低度的夜間光照，與憂鬱疾病之間也存在著密切的關係。

　　研究人員找了 863 位居住在奈良市但沒有抑鬱症狀的老年人，讓他們參與一項名為「夜間微量光線對睡眠影響」的研究，他們的平均年齡為 72 歲，研究從 2010 年開始，持續四年。實驗時，所有這些長者的床頭上方天花板，均安裝了兩個測光儀，前後測量兩次，以準確測得他們在睡覺時所曝照到的光線。接著便記錄受測長者的睡眠與用藥狀況，同時監測其心理狀況，

尤其是跟憂鬱症有關的症狀。

　　結果，在 2 年的隨訪期間，有 73 人出現了憂鬱症狀。研究發現，曝照 5 勒克斯以上夜光的長者（153 人），比起低於 5 勒克斯者（710 人），更容易出現憂鬱症狀。然而，這項研究沒有揭示但值得繼續研究的是，人們究竟需要持續曝照多久，才能確切觀察到這種效果。之前，在雌性倉鼠的試驗中，如果將夜光門檻值設定在 5 勒克斯時，則需要曝照 4 週。

　　值得慶幸的是，另 710 名年長者的家裡，其夜光照度是低於 5 勒克斯。因此，他們是處在比較安全、健康的睡眠環境中。只是仍有將近五分之一的老人家，其臥室內的夜光偏亮。大林賢史解釋，研究結果顯示在完全黑暗的環境中睡覺，對睡眠品質和心理健康都有所幫助。

愛護身心健康，從關小夜燈睡覺做起

　　在美國杜蘭大學醫學院結構與細胞生物學教授布列斯克與杜蘭大學晝夜節律生物學中心主任希爾共同主持的研究指出，如果讓大鼠生活在 12 個小時白天與 12 個小時夜晚的情境下，即使是點了一盞亮度非常低的小夜燈，譬如 0.2 勒克斯（約為看書所需的千分之一亮度），便足以讓大鼠的腫瘤生長快了 2.6 倍，原本用來治療乳癌的藥物「泰莫西芬」（Tamoxifen），也會完全失效。不過，如果再補充褪黑激素的話，牠們的腫瘤則會消退。

多年來，我不曉得遇過多少人愛討價還價，他們總是說：「沒有啊，我都是關燈睡覺，頂多只點一盞小夜燈而已。」「我很崇尚自然，睡覺不開燈，臥室窗戶也不裝窗簾。睡到清晨時，照射進來的陽光自然會把我叫醒。」要不就是提出質疑：「真的嗎？不會那麼嚴重吧？」幸好有布列斯克和希爾的研究，幫助我回答了部分難題。

「床前明月光，疑似地上霜。舉頭望明月，低頭思故鄉。」李白寫下這首流傳後世的〈靜夜思〉時，應該是望著一輪明月而無法入眠吧！但事實上，最皎潔、明亮的月光，也只不過是0.3勒克斯，更何況，一個月也只會出現一次滿月。

然而，人造夜光的出現，特別是電子照明，致使人們不知不覺中習慣在比滿月照度多10倍、甚至是20倍的環境下睡覺，確實已經成為人類不可承受之重。人造夜光所帶來的傷害，不只是抑鬱而已，還包括日夜荷爾蒙的異常變化，以及癌症發生率、心血管疾病、肥胖等風險增加。

最新研究已證實，睡覺開小夜燈，就算是極微量的光線，都可能讓人變胖、變憂鬱。你還習慣開小夜燈睡覺，才有安全感？現在可能要改掉這個習慣。正如大林賢史教授建議，睡在全黑的環境或許是個比較好的選擇，不只是為了睡眠品質，也為了你的心理健康。

2-8　睡覺時才關燈？太晚了！

　　越來越多醫學研究證明，開燈睡覺會帶來許多危害，而且不利於健康。無論這些傷害是出現在隔一天或發生在數十年之後，我們的身體都將會付出很大的代價。相反的，在「暗黑」中睡覺，好處多到講不完。更重要的是，如果能提前關燈，並在完全「暗黑」的環境下進入夢鄉，不但可以睡得又香又甜，隔天一早醒來又能精神百倍！

到底要多暗才安全？

　　現在我們知道，睡覺比吃飯重要。印度聖雄甘地可以絕食21天，並在進食之後恢復健康。也有人為了抗議，可絕食長達28天或甚至是40天之久。可是，世界上還沒有人可以撐到21天、28天或40天完全不睡覺，最後卻還一副沒事的樣子。睡覺也和喝水一樣重要。畢竟，很少有人可以撐過7天不睡覺或不喝水，身體卻還是好端端的。

　　可是，「暗黑」真的很重要嗎？與睡眠之間又有什麼關係呢？從許多醫學研究可得知，這兩者其實是絕配，堪稱是天生

一對。也就是說，在「暗黑」的環境下睡覺，才真正有益於身體健康。既然如此，到底要多暗才算是安全呢？

2016 年 4 月，美國杜蘭大學醫學院結構與細胞生物學教授布列斯克的研究團隊在美國癌症學會（American Association for Cancer Research）年會上發表一篇論文。

他們發現，在原本應該暗黑 12 個小時的時段，讓囓齒動物暴露在 0.2 勒克斯的黯淡白光下，不僅導致肝癌細胞顯著增加，也刺激人類乳癌細胞株 MCF-7 異種移植物（MCF-7 human breast cancer xenografts）的生長。然而，當光線比 0.2 勒克斯還黯淡時，則未觀察到上述負面影響。另外，照射如滿月般亮度達 12 小時，亦會對囓齒動物產生顯著的衝擊。不過，這樣的負面效應是否也會發生在人類身上，值得持續留意與觀察。

提前關燈，提早接收睡覺訊息

到了夜晚時刻，營造入睡的氣氛，例如將寢室的燈光調暗、提前關燈、播放和緩的輕音樂，或是做些簡單的伸展動作，幫助身體放輕鬆，都能讓身體提早接收睡覺的訊息，也有助於提升睡眠品質。

新加坡國立大學杜克醫學院（Duke-NUS Medical School）助理教授古利（Joshua Gooley）等人，曾招募 116 位健康志願者，年齡介於 18 到 30 歲之間，比較他們暴露在不同亮度的室

內光線下，體內的褪黑激素分泌如何受到抑制。結果發現，從黃昏後到午夜就寢前，受試者持續暴露在明亮的室內光線（低於 200 勒克斯）下，不但會抑制體內褪黑激素的合成，而且與暴露在黯淡光線（小於 3 勒克斯）下相比，大腦分泌褪黑激素的時間縮短了約 90 分鐘。這項研究成果發表在 2011 年 3 月號的《臨床內分泌與代謝期刊》（*The Journal of Clinical Endocrinology & Metabolism*）。

更重要的發現是，就寢前時段的照光，導致受測對象在臨睡之前的褪黑激素分泌量減少了 71%。也就是說，臨睡時才關燈，褪黑激素分泌的時間和含量都會縮減，少了這種天然安眠藥，恐怕很難讓人馬上就入睡。相反的，就寢前，先把不必要的燈關掉，有助於褪黑激素的分泌，更能幫助培養睡意。

斯洛伐克考門斯基大學（Comenius University）動物生理學和人類學系副教授哈利荷法（Iveta Herichova）等人，在其研究中曾提到褪黑激素分泌量與時間的關係圖（如 P.120 圖六），並描述了威斯大鼠（Wistar rat）所分泌的褪黑激素含量。這些威斯大鼠是處在 12 小時明亮、12 小時暗黑的實驗條件下，亦即下午 7 點天暗、上午 7 點天亮，較接近人類以前的生活習性。

從此圖中可看到，晚上進入暗黑後的 7 點到 9 點之間，褪黑激素的分泌量比已從白天的 13% 倍增到 27%。如果這個關係圖可用來比擬人類的話，我們只要睡前提早將燈關暗，褪黑

激素便可提前多分泌一些。再從晚上 9 點到凌晨 1 點，褪黑激素分泌量比接近最高峰，並維持到凌晨 5 點，這點也跟人類一樣。從凌晨 5 點開始，到早上 7 點天亮或開燈之前，褪黑激素分泌則開始急速減量，為迎接美好的一天預作準備。

白天照亮光，暗夜不照光

我曾整理過 9 篇文獻，研究結論一致指出，睡覺才關燈，會延遲褪黑激素的分泌。若是開燈睡覺，更會抑制褪黑激素的分泌。值得注意的是，光線對小孩子分泌褪黑激素的影響，遠比成年人還要深。

此外，夜光越亮，褪黑激素越容易受到抑制而減少分泌。尤其是睡前或睡時所照的光線，若是富含藍光，意即高色溫光線，褪黑激素最容易受到抑制而減少分泌。但如果是像燭光（低於 2,000K）的光線，則無影響。

有趣的是，若是在白天照射亮光（900 到 2,700 勒克斯），則有益於入夜後褪黑激素穩定的分泌。相反的，若是白天的光線不足，譬如處在室內或地下的購物中心，則夜晚的光照就很容易影響入夜後褪黑激素分泌的含量。換句話說，白天照亮光，暗夜不照光，都是健康的好習慣。

這點也解釋得通。畢竟，如果不將燈關掉或關暗，大腦就無法分泌褪黑激素，少了天然安眠藥，身體放鬆不了，自然很難睡好覺。更何況，光線讓「醒來激素──可體松」持續分泌，

在精神高度亢奮之下，睡意要從何而來？這樣實在是令人痛苦
至極。

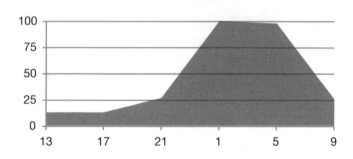

■威斯大鼠褪黑激素

橫軸：時間
縱軸：褪黑激素分泌量
資料來源：原始數據參考哈利荷法副教授研究資料數據，由作者周卓輝繪製

圖六：褪黑激素分泌量與時間的關係

　　幸好，自從我養成睡前提前將燈關暗的習慣後，終於可以
較快入睡。一開始，在晚間 9 點左右，我便將燈光關掉一半，
發現適應上並沒有太大的問題。接著，便提前到晚上 8 點，只
點兩盞小燈。現在呢？晚餐結束後，約莫 7 點之前，便只點一
盞小燈。如此一來，省的不只是電費而已，其實，真正省的是
眼神、眼力，真正賺的是睡眠、健康。在這樣的氛圍下，一覺
睡到天亮，一次睡上 7 到 8 個小時，便成為家常便飯，何樂而
不為呢？

2-9　數位宵禁的必要性

　　睡前近距離滑手機、用平板電腦或筆記型電腦，映入眼簾的可見光，尤其是藍光、深藍光，不斷傷害視網膜細胞，造成過度的氧化反應。長期下來，不只是眼睛發炎，還有黃斑部病變或視網膜剝離等問題。

　　藍光不僅傷眼，入夜之後，更會傷身。於是，有志之士開始呼籲「電子宵禁」的必要性，甚至有人建議越接近晚上睡覺時間，越要減少光線刺激，包括手機、平板電腦最好都別用。事實上，大病初癒的創新工場創辦人李開復，就力行晚上 9 點後盡量不碰手機、電腦，這讓他好睡多了。

入夜開燈滑手機，抑制褪黑激素分泌

　　藍光，不但出現在白色燈光中，也普遍存在於智慧型手機、平板電腦、電腦螢幕及電視機，更是導致現代人嚴重失眠並失去健康的一大主因。簡單來說，只要是白光，不論是來自電燈、手機或電腦螢幕，便含有藍光或紫光。

　　如果光源所含的藍光越多，其色溫（K）就越高。例如

冷白光或藍白光的色溫約 6,500 K 以上，純白光的色溫大概介於 6,000K 至 6,500K 之間。一般智慧型手機、平板電腦的背光都是純白光，所以色溫也都接近 6,000K 到 7,000K 左右（如 P.124 圖七）。

根據我們 OLED 照明研究團隊的研究，在近距離使用手機、平板電腦時，其純白光照入眼睛的強度，約為 2 到 10 勒克斯之間，將會抑制 23％至 53％的褪黑激素分泌量。若是徹夜使用的話，則會抑制約 30％到 88％的褪黑激素分泌量。

如果在入夜之後，開燈滑手機，或是追劇看電視，即使只有一個半小時，也會影響褪黑激素分泌的情況。圖八（P.125），我們以 OLED 手機螢幕的背光為例，唯有將整體亮度調得夠低，像是從 100 勒克斯調降至 10 勒克斯，並且，讓色溫從 6,000K 調降到 1,800K，顯著去除藍光所帶來的傷害。此時，褪黑激素分泌量受到抑制的情況，也就可以從原來的 67％驟降到 7％。儘管如此，為了健康著想，入夜後滑手機、看電視追劇，最好還是能免則免。

實施數位宵禁，需要全家總動員

根據美國國家睡眠基金會調查，9 成的美國人承認在晚上上床睡覺前，會使用 3C 電子產品；而小孩子也經常利用電子媒體，來幫助他們睡前放輕鬆。該基金會特別提醒：「如果您是這當中的一員，您可能沒有意識到這會讓人難以入睡。然而，這確實會令人難以入眠。事實上，睡前使用 3C 電子產品，可

能會刺激生理和心理，對您的睡眠產生不利的影響。」

　　美國國家睡眠基金會指出，在睡覺之前看電視、滑手機、使用平板電腦、筆記型電腦或其他電子設備，除了抑制褪黑激素的分泌外，還會延遲我們體內的生理時鐘，導致令人難以入睡。

　　這主要是因為這些電子設備發出短波長的人造藍光，促使該入睡的人，反而提高警覺性。因此，晚上使用 3C 電子產品越多的人，就會越難以入睡或熟睡，結果失去了隔日起床後該有的警覺性。久而久之，這些負面效應會逐漸加劇，最終導致嚴重的慢性失眠。

　　其實，眾多文獻也指出，孩童睡前使用電子產品，容易出現以下現象：

一、　睡眠時數變少，白天打瞌睡變多。

二、　臥室內裝有電視機，睡覺時間較晚，較難入睡，且睡眠時間較短。

三、　熄燈後仍在發送簡訊或電子郵件，白天嗜睡情況大增，即使每週只有一次亦然。

四、　使用電腦做作業的負擔增加，難以入眠的問題更加嚴重。

五、　功課要求、社交需求及娛樂消遣等，都誘發更多夜間使用電子產品的時間。

　　照理來說，小孩子與大人不同，通常是一躺下來就睡著，完全沒必要數羊。原因很簡單，小孩子分泌褪黑激素的速度既

快又量多，根本不用煩惱失眠問題。但隨著數位產品越來越普
及後，如今失眠已不再是老年人的專利，許多年輕人或國高中
生也都出現睡眠不足的情況。

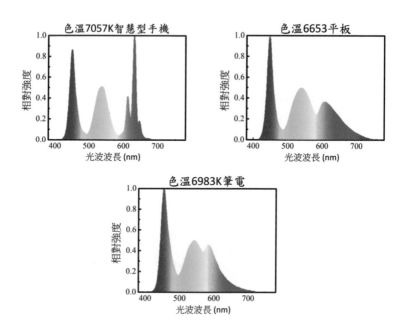

說明：由上左、上右、下分別是智慧型手機、平板電腦及筆記型電腦顯現純
　　　白色畫面時所呈現的光譜。
資料來源：清華大學 OLED 照明研究團隊。

圖七：手機、平板及筆電顯現純白光的色溫比較

　　由於達不到基本的睡眠要求，許多莘莘學子除了面臨長不
高、容易肥胖等問題外，就連學習力、創造力及情緒管理，也
都受到了影響。因此，瞭解夜間光線對睡眠的影響，是協助家
長解決孩子使用數位產品難題的第一步。

接著，為全家人啟動「數位宵禁」。無論是大人或小孩，只要「宵禁」時間一到，就馬上停止使用所有的電子設備，這點很重要。根據美國國家睡眠基金會建議，可以嘗試在晚上睡前 30 分鐘、1 小時或 2 小時前，設定「宵禁」時間。雖然「宵禁」時間越早越好，但最後還是得依各個家庭實際運作狀況而定。

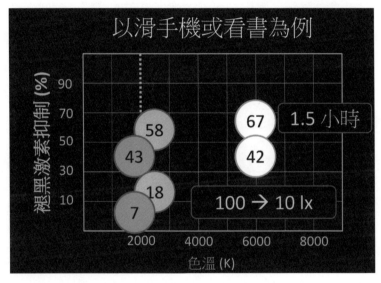

資料來源：作者周卓輝

圖八：滑手機對褪黑激素分泌抑制量的影響

以我自身經驗為例，自從開始體認到 3C 產品螢幕發出的藍光既傷眼又傷身後，我除了會調低螢幕的亮度外，也會調減螢幕設定的藍光。更重要的是，睡前不用 3C 電子產品，成為我一覺到天亮的最佳良方。

2-10　習慣有兩種：好習慣與壞習慣

　　我們都知道，習慣有兩種：好習慣和壞習慣。每個人從小就知道要養成好習慣，問題是，我們當中究竟有多少人真正做到每天都將「好習慣」落實於日常生活中？以下分享發生在我自己和朋友身上的 3 則故事，希望大家都能努力改掉壞習慣，建立好習慣，回歸健康的生活。

戒掉壞習慣，建立好習慣

故事一：

　　兒子丹尼爾在念國一時，是我最快樂的一段時光。那時，傍晚 4 點下課回家後，我會趕在 5 點前做好飯，以滿足飢腸轆轆的兒子。我一邊忙著煮飯，一邊還得應付他提出的問題。

　　「老爸，你要不要去看醫生？」丹尼斯問道。

　　「看醫生？為什麼要看醫生？」我答道。

　　「你的舌頭是不是生病了？」

　　「舌頭生病？我的舌頭為什麼生病？」

　　「因為你已經吃不出食物的味道了呀！」

「哪有？」

「如果沒有，那你為什麼每次都要吃那麼重的味道，加醬油、辣椒？」

有一次，他肚子餓得咕咕叫，我做飯的速度還趕不及，接連多次被他催著要開飯。

「就快好了！」我正煎著最後一道魚。

「快一點，我肚子餓死了！」

「好啦，馬上就好。」

「老爸，那尾魚不是已經煎好了，可以吃了吧！」

「還沒好！」

「怎麼說？」

「我還沒調味！」

「不用調味！」

「也沒有啦，我就加一點醬油就好了！」

「為什麼還要加醬油？」

「這樣才會有味道，比較好吃啊！」

飯後，丹尼爾很認真地問：「為什麼要加醬油？為什麼吃不出魚的味道？」他說，魚本身就已經很有味道了，難道是因為爸爸的舌頭生病、喪失味覺，所以才吃不出魚的味道？

我回答：「好吧！以後就不要吃那麼重的口味。」雖然我的舌頭沒有生病，味覺也沒有異常，不過，就是習慣吃較香、較辣、較重的口味。我承認，那是後天養成的習慣問題，但從

兒子的角度看來，這似乎不是什麼好習慣。

故事二：

「我來考考你，習慣有哪兩種？」我問道。

「好習慣和壞習慣。」系秘書很快速地答道。

「答對了。那我再考考你，『晚睡』是好習慣還是壞習慣？」我接著發問。

「壞習慣。」系秘書面帶尷尬地答道。

自從我改掉晚睡的壞習慣後，自然也不會在臨睡前收發信。某次，我一大早醒來收信時，赫然發現有系辦公室寄來的電子郵件。正在好奇有誰跟我一樣會這麼早起，結果沒想到是系秘書寄給全系教授的信。可是，寄出的時間，卻是凌晨時分。哇！這也未免太拚了吧，怎麼會到了三更半夜，還在忙著系務？除了難計算加班費之外，如此致人過勞的工作量，系上恐怕也有違法之虞，應該力求改善一番。

當開會見到面時，秘書客氣地說是自己能力不好，而不是工作過多。此外，她也是先把孩子的事安頓告一段落後，才又繼續處理未完的系務工作。雖然她知道晚睡不好，但也逐漸習慣了。正因如此，我才會想提問：她是否知道「晚睡」是壞習慣？抑或根本不以為意？

故事三：

　　某天，C 教授因感覺身體不適，入院檢查，卻發現是胃癌末期。歷經腫瘤切除手術與多次癌症治療後，C 教授繼續返校工作。除了教學外，他又額外承擔了一項沉重的校務工作，負責幫忙學校募款。然而，此時的他，變得骨瘦如柴，完全不若以往的壯碩身材。同事們看了實在覺得於心不忍，也擔心他會不會被強風吹倒！

　　C 教授在手術後仍全心為公務繁忙，做研究不分晝夜。令我印象最深刻的是，每當多數同仁黃昏下班時，他便走進研究室上班。也許是他剛忙完校務工作，所以只能選擇這個時段繼續自己的研究工作。他每天忙到凌晨 2、3 點，是家常便飯，甚至到了除夕夜時，也是如此。

　　根據許多研究，熬夜、晚睡會影響褪黑激素的分泌，長期下來，身體肯定不堪負荷，健康遲早會亮紅燈，甚至引發癌症。從 C 教授的工作型態和生活作息，或許我們可以理解他罹癌的原因。可惜的是，他才出院返家，便又一心一意投入校務工作，持續原有日以繼夜的作息。結果，不到兩年，他的身體不堪再次承受如此沉重的負擔，又再度住院，此後再也沒能出院。

　　假如 C 教授能學習其他抗癌達人，罹癌之後，先拒絕過度的忙碌和熬夜，回歸一般正常的生活作息，或許可以讓有「黑暗荷爾蒙」之稱的褪黑激素，來幫助他抑制癌細胞生長及擴散。許多抗癌達人，之所以可以抗癌成功，應該歸功於減少製造體

內毒素，以及褪黑激素分泌量增多。顯見，戒除壞習慣，建立好習慣，回歸正常生活作息，才是維持健康的不二法門。

避免長期夜光照射，入夜堅守黑暗

其實，在古代，燈油很貴，除非是帝王或是生長在如帝王貴族般的世家，否則一般老百姓不容易養成長期夜光照射的壞習慣。那時，蠟燭也是奢侈品，使用上並沒有想像中那麼普及，別說一般人用不起，即使是帝王貴族也不會徹夜點蠟燭到通宵，所以根本不可能養成長期夜光照射的壞習慣。

這和人類剛發現鹽巴的美妙味道一樣。古代，在尚未懂得引海水曬鹽之前，鹽巴曾經比黃金還要貴，唯有皇帝、貴族才吃得起，著實養不出太多「吃重鹹」的人，更難以養出「吃重鹹」的壞習慣。可是，自從鹽巴便宜到古代王公諸侯、羅馬將士都無法想像的地步之後，人們拚命摻鹽，希望做出美味可口的料理，以致加重腎臟的負擔。

現代人長期夜光照射的壞習慣，也是如此養成的，特別是在電力供應便利之後。早期，電費並不便宜，後來因「巨量」發電與用電，才攤提了可觀的發電成本。可是，夜晚多出來的電力，該怎麼辦呢？電力公司怎麼可能捨得白白浪費而不加以「使用」呢？此時，晚上也都點亮了路燈，美其名可以增加行車安全，實則是賣電的一劑得力說帖。如此一來，人們持續夜間活動，變成理所當然。

原本，只需要一盞油燈或一根蠟燭，就足以點亮夜晚。如今，卻充斥著過度「設計」的電燈泡、電燈管。人們不知不覺地開始習慣「亮夜」，染上「光毒」，從使用中亮度、低藍害的白熾燈，漸漸被「逼到」只剩下高亮度、高藍害的螢光燈或LED 燈可使用的牆角。

此時此刻，若不亟思改變，不消幾年光景，等到大多數人「吃慣亮白光毒」，而難以返回無光害夜晚之際，光害所引致的疾病，將遠超過我們所能負擔的程度。如果不想走到這一步，趁早戒除「長期夜光照射」的壞習慣，逐漸養成「入夜堅守暗黑」的好習慣，才能擁有優質生活與睡眠。

2-11　健康的睡眠應該是……

　　睡覺能消除一天疲勞，讓身體充分休息。但是，你真的有好好睡覺嗎？其實，生活中有許多事情都與睡覺息息相關，只是我們對睡眠常抱持著「有睡著就好」的態度。

　　可是，睡得著和睡得好的效果是完全不一樣的！真正健康的睡眠可以啟動回春機制，讓人起床後精神百倍，清爽地迎接早晨。垃圾睡眠則是讓人起床後仍感到疲憊，不但覺得沒睡飽，還腰痠背痛。

　　究竟，健康睡眠的關鍵是什麼呢？一言以蔽之，要有優質的熟睡。世界睡眠協會（World Sleep Society）提出優質睡眠的三大要素是：持續的睡眠時間（Duration）讓人足以得到充分休息、應避免中斷連續性的睡眠時間（Continuity）、深層的睡眠深度（Depth）應足以恢復體力。也就是說，唯有連續且深度的熟睡，才能修復體內功能，讓身體休養生息，恢復精神與體力。

持續熟睡才是健康的睡眠

為喚起大眾重視與關心睡眠質量問題，並瞭解睡眠和身心健康的關係，世界睡眠協會於 2008 年發起一項年度活動：「世界睡眠日」（World Sleep Day），並將世界睡眠日定於每年節氣春分（Equinox）前的星期五。

2020 年，第 13 屆世界睡眠日主題為「更好的睡眠，更好的生活，更好的星球」（Better Sleep, Better Life, Better Planet），強調睡眠是重要的健康支柱，健康的睡眠可以改善生活品質。相反地，當睡眠不佳時，健康與生活品質會隨之而下降。

世界睡眠協會主席帕里諾（Liborio Parrino）博士呼籲：「若我們真心想為地球的生存做點貢獻，明智的作法就是延長我們的睡眠時間。」而延長睡眠時間意味著減少燃料、電力、食物及氧氣的消耗（睡眠期間呼吸減弱）。正因如此，2020 年世界睡眠日的口號將優質睡眠與改善地球健康串聯在一起。

優質睡眠還可以減少與勞動有關的事故和交通事故風險，刺激褪黑激素分泌，保護人體自然的生理時鐘，進而防止人類過早衰老。帕里諾博士指出，延長睡眠時間除了改善白天的精神和身體表現外，也會增強人的夢境體驗，因為快速動眼期主要集中在睡眠週期循環的最後一個階段。在這個階段，眼球會快速移動，同時身體肌肉放鬆。

在正常狀態下，當我們躺到床上後，會依入睡期、淺睡期、熟睡期與深睡期、快速動眼期等四個階段，慢慢進入深層睡眠狀態。之後，再反覆來回於作夢的快速動眼期與深睡期，每交替一次，即完成一個睡眠週期。每一晚的睡眠約會重覆 4 至 6 次睡眠週期，每個週期約 90 到 110 分鐘，因而有淺睡或深睡變化的差異。

如果能夠好好睡覺，尤其是在深層睡眠的時段睡好、睡滿，不但可以發揮修復身體的功能，還能清除腦內廢物，減少罹患阿茲海默症的風險。

養成睡眠好習慣，讓你「好好睡」

世界睡眠協會提出了一些健康睡眠的建議，包括優先考慮良好運動習慣和均衡營養來改善睡眠，保持固定睡眠和醒來的時間，以及平均 7 到 9 個小時的正常睡眠時間。

經過熟睡的修復，能讓身體如若新生。現在就依循世界睡眠協會的建議，養成健康的睡眠習慣，幫助你自己和家人好好睡覺吧！

■保持規律的就寢與起床時間

若要養成健康的睡眠習慣，最好固定每天入睡和醒來的時間，就連週末假期也要一致，生理時鐘才不會一直受到干擾。

■白天要光亮，夜晚要黑暗

適當曬太陽，有助於保持生理時鐘的同步。每天吃完早餐後，應到室外活動半個小時，接受日光照射，傳送大腦「該清醒了」的訊號。晚上睡覺時，盡量讓臥室保持黑暗。

■小心睡前吃下的食物

避免太晚吃晚餐，以免太多未消化的食物在腸胃裡，會干擾睡眠品質。睡前 6 小時，最好不要喝含咖啡因的飲料，如咖啡、茶、熱可可、巧克力牛奶、可樂等。尼古丁也是一種興奮劑，會使吸菸的人睡眠很淺。另外，酒類雖然可以加速入眠，卻會讓人後半夜睡不安穩，容易醒來。

■適度運動也有幫助

適度運動可使人容易入睡，睡眠也較深沉。盡量每天運動30 分鐘，但是要在睡前 2 到 3 小時結束，以免刺激神經傳導物質腦內啡（endorphin）分泌過多，讓人心情振奮，體溫升高，反而不利於入眠。

■床只保留給睡覺用

只有在想睡的時候才上床，讓大腦習慣「床只保留給睡覺」的訊息。看電視、電影、小說，或是聽音樂、滑手機等活動，就改到客廳或留到房間的其他地方去做。

■大腦關機，所有電器也關機

許多人的房間裡都放有電腦、筆電、音響、手機等電子產品，睡覺時應確保這些電器關機。當然，最好還是避免在房內放置任何電子產品，以營造良好的睡眠環境。

■睡前要進入放鬆模式

別把睡前事情排得太滿，睡前可泡熱水澡、閱讀或聽音樂，作為睡前的習慣，既使身心舒緩，更容易入睡，睡眠品質也會更好。

暗黑的房間和舒適的溫度，應該已讓人睡意漸濃。此時，不妨做些簡單的伸展動作，幫助身體更放鬆，或是坐下來靜心冥想、放空腦袋。當身心都舒緩後，躺在床上，就能快速進入夢鄉。

2-12 最強睡眠養成計畫

　　在開啟人類健康的三把鑰匙中，第三把的「充足睡眠」，不是已經涵蓋「擁抱暗黑」了嗎？為什麼還要額外強調「擁抱暗黑」的重要性，將它當作是關鍵的第四把鑰匙呢？

　　其實，真正的原因是，「擁抱暗黑」，並不是要我們做一個擁抱暗黑的「動作」而已，更不是虛應故事的「有擁抱暗黑」，而是要在質與量方面，都能確實擁抱足夠的暗黑！而落實之道，並無巧門，唯有「增加暗黑時間」，才能幫助我們身體「存健康」，讓老年擁有豐厚的健康資本，自由快樂享受人生。

戴眼罩睡覺，照樣擁抱暗黑

　　擁抱暗黑，除了睡覺時關燈，並確保臥室全暗之外，睡前提早把燈關暗，更是務必做到的重點。如此一來，才能排除體內有害的物質，同時產生抗癌荷爾蒙，並讓身體獲得充分休息。試想，這是我們唯一的身體，為了自己的健康著想，難道不該好好照顧和善待自己嗎？

可是，萬一臥室無法完全暗黑，該怎麼辦？尤其是在現今電子產品充斥的年代，各種儀表上的電子燈光，像是電源開關插座，以及冷氣機、微波爐、開飲機、鬧鐘等顯示儀表，或是夏日的捕蚊燈、冬季的紅外線電暖器，也是無處不亮。

街燈的光，穿窗而入，更是不在話下。由於室外燈光是影響睡眠品質的「元凶」之一，建議不妨使用好一點的窗簾來阻絕街燈。不過，品質良好的窗簾，價格不斐，尤其是要能有效阻隔街燈光線的映入，若無厚實或特殊的材質，以及良好的設計，光線仍然無孔不穿、無透不入。

此時，要維持臥室的全暗，的確很困難。若真如此，配戴眼罩睡覺，則不失為一種最簡易且有效的方法。處在北國或極地的居民，便是採用厚實的窗簾及眼罩來隔絕光線，迎接夜晚的來臨。而且戴上眼罩後，還是可以闔眼休息，換取好眠，並讓身體在「暗黑」下進行各項重要的生命工程。

想在飛機上睡個好覺的人，也是如法炮製。這也是為什麼有些航空公司都會貼心地幫乘客準備眼罩。所以，「山不轉，路轉；路不轉，人轉」，儘管外頭周遭明亮，但我們戴上眼罩、閉上眼睛後，照樣可以「擁抱暗黑」。

對我而言，這個方法是奏效的。後來，長途搭機時，我發現，自己戴眼罩會比較好入睡，休息效果也比較好。相反的，如果讓光線穿透我的眼瞼，不是淺眠，就是睡得一身疲累。為了「擁抱暗黑」，經濟實惠的眼罩，便成了變通之道，不妨試

試看，真的有用！

學會這五招，熟睡到天亮！

以下 5 個簡單的方法，也可以幫助你營造一個容易入睡的環境，並且熟睡到天亮。那就是一個暗黑、安靜的臥室，加上一組舒適涼爽的床與枕頭，以及睡前收心、把燈關暗、暫停手上的一切事務和活動，還有睡時好好放輕鬆。

第一是暗黑，確保睡眠時不受光線的干擾。所謂光線，包括路燈、交通號誌、廣告燈板、臥室內外燈光、小夜燈、捕蚊燈、紅外線電暖器等。

第二是安靜，確保睡覺時不受噪音的干擾。這些噪音，包含汽機車的引擎聲、馬達的抽水聲、冷氣機或冰箱壓縮機聲、打鼾聲、寵物討拍聲等。

第三是好枕、好床，確保睡到半夜時不會發生落枕、腰痠背痛，或睡覺被熱醒，或被塵蟎咬醒。

第四是培養睡意，入夜不用白光，睡前 2 小時把燈關暗，並提醒自己要放輕鬆。用聽取代看電視，寧可看書，也不看電腦，還有免菸、免酒、免茶、免咖啡或宵夜，以及不看驚悚、恐怖電影，或政論等刺激性節目。

第五是尊重睡覺，因為入夜之後，再沒有任何一件事，會比睡覺來得更重要，所以請放下工作、放下憂慮，享受一晚好眠。唯有如此，明天才會更好。

光電小知識

● 濾藍光 App 有用嗎？

分辨濾藍光 App 是否有用的方式，可觀察濾藍光前後的顏色改變。倘若顏色沒變，只是亮度改變，即非真正的濾藍光。如果會使原來的白光變成黃白光，或是更佳的橘白光，才稱得上是有用的濾藍光 App。

若是肉眼無法辨識，不妨借一台簡易的攜帶式光譜儀。真正有效的濾藍光 App，可使面板色溫大幅降低，例如從 6,000K 降到 4,500K。但依據我們的實驗，建議最好是要能降到 2,000K 的橘白光，才有益於眼睛健康。

● 夜間模式可以減少手機光害嗎？

自從體認到藍光對眼睛及身體帶來嚴重傷害後，許多手機大廠近來推出新產品時，都內建夜間模式，在入夜後可將原有 6,000K 的純白色背光，調降為 3,000K 至 4,000K 的黃白光。根據我們的研究，夜間模式的確可以降低一些潛在傷害，但效果不太顯著，且可能產生誤導，讓人誤以為可以長時間使用手機。

事實上，假如 6,000K 純白光的潛在傷害是百分之百，那麼 3,000K 到 4,000K 黃白光的傷害約為五、六成。這不就是所謂的「五十步笑百步」嗎？建議手機業者應再加把勁，努力將背光往 2,000K 以下的橘白光調降。

若是整晚都在滑手機，將難以避免藍光所造成的傷害，即便使用夜間模式也是一樣。因此，千萬別被夜間模式給矇騙了。最聰明的「夜間模式」，其實是把手機螢幕關暗，或是在就寢前 1 到 2 小時關機。

● 如何正確補充褪黑激素？

　　根據皮爾鮑利醫師建議（P.104），如有以下情況，像是想要調整時差、幫助入睡、對抗疾病、預防癌症、延緩老化，以及保持青春，可考慮補充褪黑激素。不過，服用褪黑激素的時機和劑量多寡，仍必須依每個人不同的症狀來調整。因此，使用前，最好還是先諮詢睡眠專科醫師或藥師的建議。

　　另外，並非所有人都適合服用褪黑激素。若有嚴重過敏、自體免疫疾病、憂鬱症、癲癇或糖尿病患。

第三章

用光有時，

用好光

藍光傷害小測驗

請您就過去一個月來使用 3C 產品的習慣，回答下列問題：

1. 每天盯著電腦螢幕的時間超過 8 小時。
2. 只要一有空，就拿著手機「滑」個不停。
3. 睡前躺在床上滑手機或平板電腦。
4. 喜歡關燈或窩在棉被裡玩手機。
5. 在漆黑中，使用手機瀏覽社群網站朋友動態，或是玩 App 遊戲。
6. 熬夜看手機追劇，捨不得睡覺。
7. 經常低頭收發 LINE 簡訊。
8. 經常滑手機用臉書打卡 Po 文。
9. 需要瞇著眼睛或特別用力，才能看清楚電腦或手機螢幕。
10. 每次使用 3C 產品，就忘了要休息。

計分方式：選「是」為 1 分、選「否」為 0 分

得分：_____

註解：

　　如果得分是 1 到 3 分，代表您懂得適度節制使用 3C 產品的時間與頻率，請繼續保持這個良好習慣。

　　若是 4 到 6 分，您可能有些許使用不當問題，請參考本書「好光行動計畫」的建議，改變使用 3C 產品的方式，讓電腦和手機對您的好處多於壞處。

　　如果得分為 7 到 10 分，表示您使用電腦、手機的時間與頻率都太

高，亟需調整使用方式，並增進藍光知識，以及瞭解藍光對眼睛造成的
傷害。

　　近年來，越來越多醫學研究證實，電腦或手機螢幕散發的藍光危及
視力健康，妨礙睡眠。有些人會選擇配戴防藍光眼鏡，或在螢幕貼上濾
藍光貼片，以避免藍光傷眼睛。但其實正確的作法應該是，與其購買抗
藍光產品，不如在睡前 1 到 2 小時將手機關機，對健康更有益。

3-1　我們都知道要愛護眼睛，但是⋯⋯

　　愛護身體，我們每晚在暗黑環境中睡好覺。愛護牙齒，我們每天早晚刷牙。愛護眼睛，我們知道每次用眼 30 分鐘，要讓眼睛休息 10 分鐘。但是，捫心自問：「你真的做到了嗎？」

　　試著回想一下，你今天早上起床，一睜開眼睛，是否馬上開始看手機？到了公司，又坐在電腦螢幕前工作？回到家裡，直到睡覺前，都還在不斷滑手機？如此頻繁地用眼，你的眼睛真的承受得了嗎？

　　但你絕非特例。

國人超愛看 3C，平均每日超過 10 小時

　　根據中華民國眼科醫學會「2019 全民護眼趨勢調查」指出，國人使用 3C（電視、電腦、手機）等產品的時間，越來越長，每天平均使用時數將近 11 個小時。如果扣除每天 8 個小時的睡眠，這等於有幾乎三分之二的時間，都浸泡在 3C 螢幕裡。

　　從 2014 年開始，該學會每年都會進行「全民護眼趨勢調查」。調查結果顯示，國人使用 3C 的時數，逐年遞增，2018

年約是 10 個小時，但是，2019 年就快進到 11 個小時。其中，電腦的平均使用時數，從 4.2 增加到 4.9 小時，智慧型手機的使用時數，則從 3.3 增加到 3.6 小時，唯有電視的觀看時數，卻從 2.4 下降到 2.2 小時。

相較於往昔的大螢幕電視，人手一機的今天，用小螢幕收看節目影片的趨勢，已經難以抵擋。雪上加霜的是，各種先進網路影音平台的興起，巨幅延長了現代人小螢幕的用眼時間。

這項調查也顯示，有 85％的國人會觀看網路影音節目，其中高達 71％是使用手機觀看。尤其是 20 歲以下的「嗑影音」族群，有將近半數訂閱超過 10 個以上的 YouTube 頻道，其中又有三分之一，每日觀看時間超過 3 小時。

愛黏螢幕，將使眼睛健康拉警報。由於長時間觀看影音節目、追劇，會使眨眼次數減少，進而導致乾眼症發生率提高。過去，乾眼症通常好發於 50 歲至 59 歲壯年族群。但此次調查中，10 歲至 19 歲青少年罹患乾眼症比例從 3.6％暴增至 12.1％，成長幅度達到 2.36 倍，遠高於整體受訪者從 8％成長至 10.5％、增幅 31％的水準。長期下來，恐造成角膜損傷。

利用簡易方法，自我檢測黃斑部病變徵兆

3C 產品對眼睛造成的慢性傷害，除了眼睛疲勞、乾眼症、老花眼、黃斑部病變外，如果又在光線不足的環境下滑手機，更可能導致水晶體混濁，讓白內障提早報到。

　　一般來說，在光亮的環境下，我們的瞳孔會自然縮小，以減少光害。反之，在黑暗的環境下，瞳孔會自然放大，導致 3C 產品散發的藍光更容易大量進入水晶體、黃斑部，並使眼睛的負擔加重。當黃斑部持續受到螢幕藍光照射，不只會形成過氧化傷害，也容易導致黃斑部感光細胞受損，促使黃斑部發炎、水腫，進而引發乾式或濕式黃斑部病變。

　　以下有個簡單方法，可以自我測試是否有乾式或濕式黃斑部病變。只要拿出一張紙，在上面劃一條橫線與直線，如右頁圖九所示。然後，一次用一隻眼睛看著所劃的線條，如果線條看起來完全沒有變形，仍是直線與橫線，如圖九左圖 A 所示，就表示眼睛正常。可是，如果發現直線扭曲呈波浪狀，如圖九左圖 B 所示，則代表眼睛已經產生了乾式黃斑部病變。萬一出現如圖九右圖 B 的暈暗畫面，意味著可能發生濕式黃斑部病變。不論是線條變形或某個區域模糊不清，都是黃斑部病變的警訊，應盡速就醫檢查。

　　依照醫學報告，乾式黃斑部病變是無法治療的，只能更加小心保護眼睛，以防止繼續惡化。通常，患者對於這樣的症狀，得經過一段時間，才能逐漸適應視野已出現扭曲、變形的狀況。至於濕式黃斑部病變，也是無法完全治癒，僅能讓滲血變模糊的範圍減少。因此，如果要避免發生這兩種病變，最好的方法是：別讓眼睛過勞、超時工作，尤其是在亮白的電腦或手機螢幕前。

左圖：

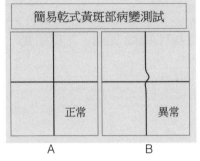

右圖：

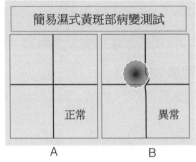

資料來源：作者周卓煇繪製

圖九：簡易黃斑部病變測試

認識好光，健康用好光

其實，預防眼睛疲勞或用眼過度很簡單，可透過日常小撇步來達成。例如，充足睡眠很重要，晚上10點或11點以前睡覺，不但有益身體健康，也保護眼睛。另外，看電視時別靠太近、定時讓眼睛適度休息、避免長時間盯著電腦或手機螢幕。無論是為了趕報告、寫論文，或是看電影、追劇、打電玩，再忙再累都要善待自己的「靈魂之窗」，才能擁有健康的眼睛，看得清楚、看得舒適、看得長久。

此外，若燈光不足，需要眼睛在昏暗中看清東西時，眼瞼和臉部的肌肉會不自覺地更用力，造成眼睛更容易感到疲勞、不舒服。美國眼科學會（American Academy of Ophthalmology）提醒，好的光線能讓閱讀更容易和舒適，而且

眼睛也不容易疲勞乾澀。同時使用 3C 產品時，應避免螢幕過亮，才能減少眼睛的負擔。

我們都知道要愛護眼睛，所以就從現在開始，正確用光，健康用好光！

3-2 從火、油燈、蠟燭、白熾燈、螢光燈到 LED

光，是怎麼來的？燃燒柴木、燈油、燭蠟等碳氫化合物，可產生火光，釋放出能量；其中，大部分是熱，小部分是光。因此，燃燒碳氫，是人類取暖、取光的最原始方法。

隨著人類文明進展，另一種侵入型（disruptive）的能源誕生，取代了原本燃燒碳氫的照明方式。這種能源稱為「電力」（electric power），也是開啟「第二次工業革命」的原動力。正因如此，「第二次工業革命」又名為「電力革命」。

如果說油燈是軀殼，燈油就是靈魂。如果說燭蠟是蠟燭的靈魂，那麼，電力便是賦予電燈泡生命、亮光的靈魂。換句話說，沒有電，就沒有電燈泡。沒有方便又便宜的電力，電燈泡也就不會普及。

可是，從火、油燈、蠟燭、白熾燈、螢光燈到 LED 燈，哪一種光才是好光，對人體最友善呢？

油燈藍害小，對眼睛最友善

在人類發現火、學會用火後，柴火所帶來的火光，讓原本

漆黑的暗室、洞穴，開始為之點亮！

　　油燈的「油」，可用動物油脂，像是雞油、豬油或牛油，也可用各種植物的種籽、核仁或果肉所榨取的油，包括：油菜籽油、葵花籽油、棉籽油、玉米油、花生油、大豆油、橄欖油、椰子油、棕櫚油、桐油、松子油、核桃油、芝麻油、蔥麻油等等。因為「油源」取得容易，直到今日，在沒有電力的地方，油燈仍是點亮暗夜的首選。更重要的是，油燈是人類使用最久的自然光，藍光最少，色溫最低，藍害也最小，所以對眼睛與身體最友善。

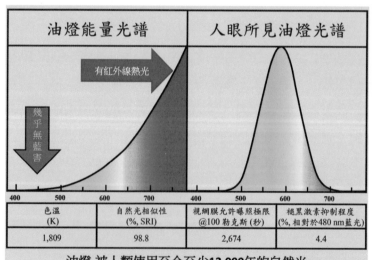

資料來源：清大 OLED 照明團隊

圖十：油燈能量光譜與人眼所見油燈光譜

到了 1850 年前後，部分的油燈逐漸被煤油燈取代。在煤油較便宜的優勢下，許多城鎮和農村普遍使用煤油燈，直到 20 世紀。但要注意的是，煤油燒起來有嗆鼻的臭味，甚至會令人作噁、想吐，僅適合在通風良好的戶外使用。

蠟燭不只照明，還可撫慰人心

埃及人發明蠟燭，用蘆葦桿當燭芯，把它浸入熱融的動物脂肪裡，再拉出時，油脂遇冷凝固，成為蠟燭。古羅馬人則使用捲繞的紙莎草做燭芯，同樣將燭芯反覆浸入加熱的動物油脂或蜂蠟中，做成長效型蠟燭，在暗夜中，可以點亮得更久。

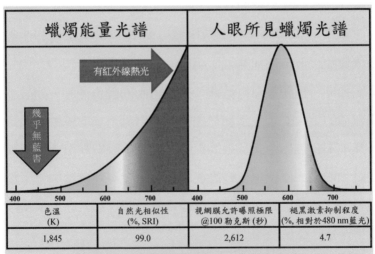

色溫 (K)	自然光相似性 (%, SRI)	視網膜允許曝照極限 @100 勒克斯 (秒)	褪黑激素抑制程度 (%, 相對於480 nm藍光)
1,845	99.0	2,612	4.7

蠟燭-被人類使用至今近5,000年的自然光
它的藍光甚少，色溫甚低，藍害甚小，對眼睛與生理甚友善。

資料來源：清大 OLED 照明團隊

圖十一：蠟燭能量光譜與人眼所見蠟燭光譜

除燭芯外,燭蠟的取得,更是關鍵。早期,中國的蠟燭用捲繞的米紙做燭芯,用種籽和一種特殊的昆蟲做燭蠟。日本的蠟燭則從堅果提取燭蠟。印度的燭蠟是透過煮沸的肉桂樹果實製成。殖民時期的美洲婦女發現,將楊梅灌木的漿果煮沸,可產生一種味道香甜的燭蠟,並燒得很乾淨,但因製造過程非常繁瑣,後來也退了流行。

中世紀時,用蜂蠟做的蠟燭,引進歐洲。與動物的脂蠟不同的是,蜂蠟可以燒得乾淨,而無煙灰,並且還會散發出一股令人愉悅的香甜氣味,而非令人不悅的辛辣味。然而,蜂蠟特別昂貴,除非是大富人家,或是為了教堂儀式外,沒有人點得起。

到了 13 世紀,在英國和法國,經常可看到蠟燭製造商沿街挨家挨戶收取廚房剩油、剩脂,以供蠟燭生產製造之用。18 世紀後期,捕鯨業日益發達,大量可用的鯨魚油脂,開啟了蠟燭製造的重大變革。這種從抹香鯨油結晶下來的鯨蠟,像蜂蠟一樣,不會燒出令人反感的氣味。此外,鯨蠟點出來的光線不但更加明亮,硬度也比蜂蠟或脂蠟高,在炎熱夏季中,不易彎曲、變形。鯨蠟做的蠟燭,曾經風靡一時,甚至在光學領域中被當作是「標準蠟燭」。

蠟燭的製造與使用,前後歷經了約 5,000 年之久。直到 1879 年,電燈泡問世後,蠟燭製造業開始沒落。到了 20 世紀上半年,拜石油和肉品加工業增長之賜,蠟燭重啟流行,改作

為禮物裝飾或營造氛圍之用。

如今，蠟燭不再只是為了照明，它散發出來的光芒，可為節慶暖身、為生活增添美感，還能撫慰人心，傳達浪漫之情，更讓家裡洋溢著幸福的感覺。蠟燭也是人類使用很久的自然光，藍光甚少，色溫甚低，藍害也甚小，對眼睛和身體比較友善。

白熾燈有些藍紫光，但藍害小

電力是比燭蠟更為便利的照明。早在 1800 年，科學家已發現，可藉由電池的化學反應來產生電力。但透過昂貴的電池組來發電，並不符合經濟效益。到了 1831 年，英國物理學家法拉第（Michael Faraday）率先發明發電機，只要透過單純、持續的轉動，可產出源源不絕的電力。此為現代發電機的始祖，可是從發明邁向商業化，中間又歷經將近半個世紀。

直到 1878 年，愛迪生（Thomas Alva Edison）的研發，使直流電開始商業化，逐漸取代煤氣（gas）照明和取暖。不過，直流供電距離有限，電力使用只能侷限於較小、私用的空間裡。

1881 年，公共電力開始照亮英國薩里（Surrey）鎮街道。有趣的是，不同於愛迪生的蒸氣動力與直流供電，薩里鎮使用西門子的交流發電機，供應可長距離輸送的交流電，並由衛河（River Wey）邊的水車帶動發電機轉動。相較於碳氫燃燒、鯨魚掠捕、石油開挖，這種由水力所產製的永續能源，堪稱是人

類「真文明」的里程碑。在可長距離供電下，這套電力系統點
亮了鎮上附近商店、商場總共 34 盞的白熾燈泡。同年 12 月，
哈蒙德（Hammond）電力供應公司成立，並從 1887 年起，每
天 24 小時供電。

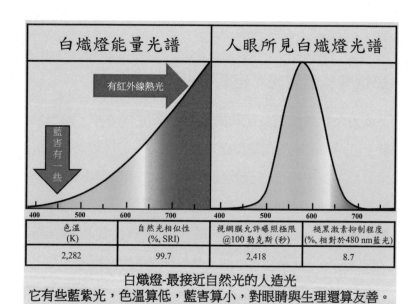

資料來源：清大 OLED 照明團隊

圖十二：白熾燈能量光譜與人眼所見白熾燈光譜

事實上，早在愛迪生之前，已有至少 22 個人發明白熾燈
泡，也就是俗稱的電燈泡。電力與電燈泡的發明，可說是大
大改寫了人類照明史！由於電力可遠距離輸送，即使處在偏
鄉地區，只要電力可到達，人們取暖、煮飯、生產、照明等

所需能源，唾手可得。電力普及後，電燈泡的使用量也隨之快速增加。一百多年來，白熾燈泡一直是我們習以為常的夜間照明設施。

從竹炭燈絲、鎢絲、線圈型鎢絲到雙螺旋線圈鎢絲，各種改善亮度與延長使用壽命的技術，使白熾燈泡變得更亮，可使用更久。再加上搭配更具經濟規模的生產技術，白熾燈泡的價位也越來越大眾化，而備受歡迎。白熾燈泡是最接近自然光的人造光，雖然有些許藍紫光，但色溫還算低，藍害也小，所以對眼睛與身體相對友善。

螢光燈藍紫光多，藍害也大

1904 年，鎢絲的發明，讓白熾燈泡產生了重大變化。這些鎢絲燈泡比碳纖燈泡更亮，使用壽命更長。1913 年，美國化學與物理學家朗繆爾（Irving Langmuir）發現，燈泡內若灌入氮氣等惰性氣體，燈泡壽命會增加一倍。在接下來的 40 年裡，科學家不斷進行研究與改進，希望能降低成本，並提高燈泡效率。到了 1950 年代，因白熾燈泡只能將 5% 的能量轉換成光線，促使了其他節能照明方案的出現；其中，首推螢光燈的誕生。

螢光燈，也就是俗稱的日光燈。這種燈管管內含有汞（水銀），蒸汽管內壁上則塗有一層螢光粉，先利用電流來激發汞蒸氣，以產生高能量的紫外光。這些紫外光再去激發燈管內部的螢光粉，以發出螢光。至於螢光的顏色，則由螢光粉的種類

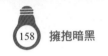

與組成來調配。

　　與熱光型的白熾燈光迥異，螢光是一種冷光，並未將能量耗損在人眼看不見卻會炙熱的紅外線上，所以更能有效地將電能轉換為可見光。螢光的發光效率，通常是每瓦50到100流明，約為白熾燈泡的 5 至 10 倍。

　　不過，螢光燈管比白熾燈泡昂貴，而且需要整流器來調節燈管的電流。因此，較高的購置成本往往抵銷了原本所省的電費。此外，由於螢光燈管含汞，被歸類為危險廢棄物，必須與一般廢棄物隔離，以便回收或安全處置。

　　1930 年代中後期，螢光燈管開始出現在美國海軍中。為了省電，美國軍工廠大量採用螢光燈管。到了 1951 年，螢光燈管越來越普及，至少在美國是如此。

　　後來，螢光燈管究竟是如何進入一般住家中？ 1973 年，爆發第一次石油危機。為節省能源並取代白熾燈泡，螢光燈管也設法彎入燈泡的緊湊空間內，因而出現了緊湊型螢光燈（Compact Fluorescent Lamp，簡稱 CFL），也就是彎曲版的日光燈（見 P.160 圖十三）。

　　1980 年代中期，緊湊型螢光燈的價格昂貴，多數人仍負擔不起。1990 年以後，由於緊湊型螢光燈性能改進、價格降低，加上發光效率提升，比白熾燈泡節省四分之三的用電，而且使用壽命延長，為白熾燈泡的 10 倍。因此，越來越多人選擇使用緊湊型螢光燈。可是，螢光燈是極度不像自然光的人造光，

不僅藍紫光甚多，藍害也嚴重，對眼睛與身體非常不友善。

LED 燈藍光多，對眼睛不友善

　　發光二極體（LED）是近來發展最快的照明技術，主要利用半導體材料將電能轉換為光。如果說白熾燈泡是燈絲捲繞而成的點狀光源，螢光燈管是線狀光源，那麼，LED 則是更小的點狀光源，其尺寸比鹽巴顆粒還要小。假設鹽巴顆粒每一邊約 0.00762 公分，最小的 LED 發光面積只有鹽巴單面的九分之一。我們可以想像，如此小點又非常集中的光線，若要做為大面積照明光源，則必須先將許多的 LED 或 LED 芯片串成一排，並將強光均勻分散，才不會傷害眼睛。

　　隨著科學技術發展，LED 燈因使用時間長、耗電量低、亮度高等優勢，逐漸成為家家戶戶必備的照明工具。然而，我們卻忽略了 LED 燈的藍光對眼睛的危害。

　　LED 燈發射的白光，主要是靠波長 450 至 455 奈米的藍光激發螢光粉，而且藍光波長越短，激發能力越強，發光效率也就越高。有些廠商為了追求亮度，通常會加強 LED 光源的藍光強度。當 LED 燈發出的冷白光線過於強烈，在這種光線下看書或寫字，不但會覺得刺眼，也容易引起眼睛疲勞（見 P.161 圖十四）。

　　因此，冷白 LED 燈是靠著激發螢光粉而像自然光，藍光甚多，藍害也嚴重，對眼睛和身體極度不友善。此外，2014 年，

聯合國所屬的國際能源署針對引起紛紛擾擾的藍光 LED 發表正式報告，確定藍光 LED 及白光 LED 會引起光生物傷害。這種傷害與累計的曝照劑量有關，也就是說，當眼睛受到光線曝照，累積劑量達到一個特定值時，就可能產生危害。同年，亮白人造夜光對生理節律的破壞，導致乳癌、攝護腺癌罹患率攀升，亦經美國醫學界權威證實。

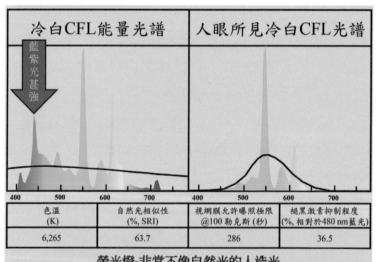

資料來源：清大 OLED 照明團隊

圖十三：螢光燈能量光譜與人眼所見螢光燈光譜

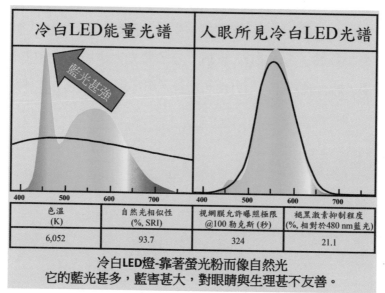

色溫 (K)	自然光相似性 (%, SRI)	視網膜允許曝照極限 @100 勒克斯 (秒)	褪黑激素抑制程度 (%, 相對於480 nm藍光)
6,052	93.7	324	21.1

冷白**LED**燈-靠著螢光粉而像自然光
它的藍光甚多，藍害甚大，對眼睛與生理甚不友善。

資料來源：清大 OLED 照明團隊

圖十四：LED 燈能量光譜與人眼所見 LED 燈光譜

尋找全方位的友善光源

由於螢光燈含有水銀，會對環境造成汙染，白熾燈泡則有耗電問題。LED 燈的出現，雖然解決了耗能問題，卻因為藍光傷害而引發爭議。其實，對人類而言，最佳的光源是散射的自然光，光線的亮度與穩定性好。所以，人眼最能接受的是黃光，而非白光。正因如此，我們在黃光下看書、寫字，眼睛會感到舒適自在，而在白光下則會覺得刺眼或痠痛。

　　未來，人類使用的照明，除了注重節能外，還必須是對環境友善、人眼友善、身體友善、生態友善等。新世代的「有機發光二極體」（OLED）或稱「分子發光二極體」（MLED）技術，能否成為此一全方位的友善光源？且讓我們拭目以待。

3-3　一種藍光兩種傷害：不分日夜傷眼，入夜傷身

　　媒體上時常會出現 3C 產品對眼睛危害的報導，甚至有藍光導致失眠、引發癌症等說法。但是，為什麼仍有人一點都不擔心藍光危害？因為：

　　A. 以為眼睛還可以承受藍光

　　B. 以為環境無藍光

　　C. 不相信藍光有害

　　D. 以上皆可能

　　答案：D。

　　其實，藍光幾乎無處不在。以智慧型手機為例，它的背光看似白光，實際上是紅綠藍（RGB）三光所混合而成。因此，被認為是「視網膜殺手」、「褪黑激素殺手」的藍光，甚至是深藍光或藍紫光，就隱身其中。

藍光危害，就連梵谷巨作也躲不過

　　所謂「藍害」（blue hazard），指的是「藍光危險」或「藍

光危害」（blue light hazard）。在人眼可看見的光線中，藍、靛、紫光的能量最高；反之，紅、橙光的能量最低。因此，藍、靛、紫光所造成的危害最大。

無論是用以彩色螢幕的畫素，或是全彩印刷的油墨，通常是由紅綠藍三原色所組成。即使是藍色略帶靛或紫，一般還是通稱為藍色，所以來自藍、靛、紫光的危害，也就泛稱是「藍害」。目前，坊間一些著名品牌手機確實採用靛光或紫藍光作為藍色畫素。其實，不論是對眼睛或生理而言，靛光的危害超過藍光，而紫光的危害又大於靛光，但在本書裡，我們都通稱為「藍害」。

目前已知，LED 燈的藍光易傷害眼睛、破壞晝夜節律、造成夜空汙染，以及影響自然生態。但你可能從未想過藍害也曾致使印象派大師梵谷（Vincent van Gogh）名畫《向日葵》（Sunflowers）「變色」、「枯萎」。

隨著 LED 燈問世，世界各國的博物館逐漸以 LED 燈取代傳統燈泡照明，以為節能之餘，還可以保護畫作，卻沒想到招致反效果。2013 年，歐洲各大媒體報導，荷蘭阿姆斯特丹的梵谷美術館（Van Gogh Museum）所館藏梵谷及塞尚（Paul Cézanne）的油畫，在節能 LED 燈光照射下，遭致「變色」、「凋零」。

同年，英國《獨立報》（Independent）記者曼寧（Sanchez Manning）報導指出，連同梵谷的著名油畫《向日葵》在內，

還有好幾十幅名畫，也慘遭「變色」的命運。

在她的報導中提到，科學家發現，這與博物館內安裝的節能 LED 燈有關。在 LED 燈光照射下，這些畫作上亮黃的油性顏料，特別是鉻黃色，極易受 LED 燈藍光或綠光影響以致變色，並隨著時間逐漸轉為綠色或褐綠色。包括梵谷在內的 19 世紀藝術家都喜愛用鉻黃色顏料，這種顏料也經常出現在他的同期畫家塞尚和高更（Paul Gauguin）的重要畫作中。

在這篇深入的報導裡，曼寧也提到，LED 燈會被認為是這些名畫褪色的「始作俑者」，有其科學根據。參與此次調查的小組成員，有來自義大利、比利時、荷蘭、法國及德國的科學家，他們使用的是最先進的 X 光技術。研究調查集中於三種鉻黃色塗料，也稱為鉻酸鉛，分別是中間黃（middle yellow）、月見草黃（primrose）及檸檬黃（lemon shades）。

小組成員莫妮可（Letizia Monico）說明，在照射 LED 燈的綠藍光後，中間黃還算相對穩定，但月見草黃和檸檬黃，則開始變成棕色或橄欖綠。這些不穩定的鉻黃色塗料經常出現在梵谷美術館所收藏的名畫中，像是《高更畫像》（Portrait of Gauguin）及《向日葵與花瓶》（Vase with Sunflowers）。因此，研究人員提醒各地博物館及美術館，應重新思考且審慎評估某些 LED 燈的使用，以免這類畫作的色彩受到影響而難以恢復。

藍光不分日夜傷害眼睛

藍害若發生在人類身上，難以挽回的恐怕不只是視力，還有身體健康。

其實，人造光不只出現在燈泡、燈管，更普遍存在於 3C 產品中。假如電子照明會引發健康疑慮，那麼 3C 螢幕的背光光線，豈會沒事？

沒錯，越來越多研究證實，來自 3C 螢幕的光線，同樣會產生健康隱憂。正當夜間的電子照明會造成諸多生理疾病時，3C 產品的藍光，則是不分晝夜傷害我們的眼睛和身體健康。

先來分享一個真實案例：

「教授，我下週要請假！」一位學生在下課後告知教授。

「喔！為什麼要請假？」教授好奇地問道。

「眼睛要開刀、動手術！」學生答道。

「開什麼刀？」教授關心地追問。

「視網膜剝離！」

「怎麼會這樣？醫生怎麼說？有做過風險評估嗎？手術成功率如何？」教授驚訝地問道……。

過了一星期後，這位同學返校上課。

「手術成功嗎？」教授上前關懷問道。

「還能怎樣呢？」同學無奈地回答。

「怎麼了？手術沒成功？」教授追問。

「一眼的視網膜完全剝落，另一眼（的視網膜）還吊著。醫生只能把還吊著的視網膜固定住……。現在，只剩下一隻眼睛可以看東西，不知道這樣還能撐多久……」同學沮喪地說著。

原來，3C 產品的藍害，果真如許多眼科醫師所形容得那麼嚴重。這位同學才剛上大一，卻已經出現視網膜剝離的情形，因為從小到大不停打電玩，不但損害了他的「靈魂之窗」，也幾乎要奪走了他的「視界」。

藍紫光恐造成視網膜剝離

2013 年，根據 ThinkSpain 報導，西班牙馬德里康普頓斯大學（Complutense University）的桑契斯－拉莫斯（Celia Sanchez Ramos）博士研究發現，LED 燈可能會損害視網膜，導致視網膜無法再生或置換。這些 LED 燈光會產生大量的「藍帶」（blue band）輻射，經年累月下，恐將損害視網膜。由於視網膜是一種高度敏感的組織，覆蓋於眼睛上，一旦受損，就永遠不會自我修復或再生。

2016 年 4 月，ORA 公司副總裁夏皮羅（Aron Shapiro）在《視網膜今天》（*Retina Today*）發表一篇文章，名為〈認識藍光〉（Understanding Blue Light）。ORA 位於美國麻州，是一家世界性、提供全方位服務的眼科臨床研究和產品開發公司。他首先破題指出：「暴露在某些特定波長的藍光下，可能會導致眼睛瞎掉，並且與老年黃斑部退化（age-related macular degeneration，簡稱 AMD）有關。在美國，超過 800 萬人深受老年黃斑部病變所苦，這也是 50 歲以上中老年人失明的主因。」

夏皮羅在文中提到，當藍紫色（波長 415 到 455 奈米）光線照射到眼睛時，眼睛內的視蛋白（opsin）開始進行光轉換過程，從而產生某些中間產物（intermediate products）。這些中間產物會再結合視蛋白，並接受更多的藍紫色光子，進而導致更快的光子逆轉（photoreversal）。也就是這種光子逆轉作用，促使眼睛吸收比其他光色更多的藍光。

雖然一個光子僅攜帶一小單位的能量，可是，太多的藍紫色光子所激發的光子逆轉作用，卻加速反應，引來一堆高能量光子持續轟擊。結果，導致細胞氧化解離，從而產生「活性氧物質」（reactive oxygen species，簡稱 ROS）。這些活性氧物質進一步損害感光細胞的外膜結構，接著再破壞視網膜色素上皮（retinal pigment epithelium，簡稱 RPE）細胞，續而導致脂褐素（lipofuscin）廢棄物，即所謂的老年色素（age pigment），堆積在 RPE 細胞粒中。

這些由脂質、蛋白質和發色團（chromophores）所組成的脂褐素，對光化學變化又高度敏感，也會產生永久性的細胞損傷。此外，脂褐素的光毒性，會再經由 A2E 螢光團（一種經由藍光所激發的關鍵螢光團）延伸，在照光之後，繼續產生活性氧物質。最終，因過度氧化，致使視網膜色素上皮細胞出現功

能失調、死亡。在多數情況下，視網膜色素上皮細胞損傷，會引發視網膜慢性發炎，進而導致視網膜萎縮、剝離，嚴重的話，還可能會失明。

當心視網膜病變將成為流行病

「視網膜病變，可能很快就會變成流行病，而且這個問題會越來越嚴重。」桑契斯－拉莫斯博士憂心忡忡地說，由於電視、電腦及手機螢幕使用率高，加上交通號誌燈和路燈又逐漸被 LED 燈所取代，致使受損的視網膜問題，可能很快就會成為流行病。

桑契斯－拉莫斯說明，雖然人類壽命越來越長，但現今的孩子從年紀更小的時候就開始使用電子產品。無論是為了學習或做功課，如此密集的螢幕背光曝照，再加上長時間累積，只會更加深學童眼睛所受的光害。

她也特別強調：「眼睛的設計目的不是要直接看光，而是設計成可以看到光。」傳統的學習，幾乎都是透過黑板與紙本教科書。當教室燈光落在黑板或紙張上，再反射到學童眼睛時，它的強度已經減弱許多。相對的，電腦或平板螢幕的光線，卻是直接照射入眼簾，通常強度較高，尤其是又富含藍色的純白背光（6000K），將使危害雪上加霜。

夜晚接觸太多藍光，傷身划不來

大家都知道，3C 產品有藍光的問題，但現代人對於 3C 產品高度依賴，手機總是不離身，造成眼睛健康也跟著亮紅燈。白天搭車、走路，盯著手機不放，就連睡覺前還捨不得把手機放下，要再滑幾下，或是關燈看手機。

我們的身體是跟隨大自然的運行，忙碌了一天，晚上該睡覺的時候，身體的代謝速度會逐漸變緩慢，以便身體能進入休息模式。如果夜晚接觸太多 3C 產品所散發的藍光，體內褪黑激素的分泌量就會相對減少，進而影響睡眠品質。

英國牛津大學晝夜節律神經科學研究所（Sleep and Circadian Neuroscience Institute at Oxford University）教授皮爾森（Stuart Peirson）指出，為了設定生理時鐘，人體的視神經對日升或日落時的藍光變化較為敏感。因此，螢幕藍光容易被大腦誤判為日升或日落的訊號，延後或停止大腦分泌褪黑激素，導致大腦過於亢奮，難以入眠。顯然，比起對眼睛的傷害，藍光對人們作息的影響更為嚴重，對健康的危害不言可喻。

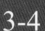

3-4　白天和入夜開燈，選哪一種光好？

　　我們都知道藍光、紫外光與紅外光對視網膜的傷害不容小覷。因此，不論是住家、學校或辦公室，白天和入夜後開燈，若能選好光、用好光，不只可以提升環境照明舒適度，還能減少視覺疲勞，保護眼睛健康。

白天開燈，選擇無藍害的光源

　　然而，大多數學校、辦公場所及居家環境中，目前仍以螢光燈和 LED 燈使用為大宗。

　　在 LED 燈出現之前，許多科學家已發現，螢光燈雖較白熾燈泡省電，但所發出的藍紫光不利於人體健康。有些螢光燈還會做成管狀或捲繞成球泡狀，稱為「緊湊型螢光燈」（簡稱 CFL）。可是，在台灣，這種燈管或燈泡卻譯為「省電燈泡」，結果長期誤導民眾，以為只要用了省電燈泡，就能省下電費。

　　其實，說穿了，省電燈泡與傳統日光燈無異，都屬於螢光燈。重點是，許多日光燈所發射出來的光，不只含有藍光、深藍光，經常還有紫光，甚至是紫外光。因此，螢光燈對眼睛所

造成的傷害，恐怕不亞於 LED 燈。當藍光 LED 近來成為眾矢之的的時候，我們更應密切關注螢光燈的藍害問題。

澳洲國立大學（Australian National University）公共衛生研究員沃爾斯（Helen L. Walls）博士等人，於 2011 年在《美國公共衛生雜誌》（American Journal of Public Health）發表研究報告指出，以澳洲為例，日益增加的螢光燈照明，或許可以減緩全球氣候變遷問題，但與紫外線相關的眼部疾病卻可能增加 12%，並導致澳洲每年額外多出 3,000 例的白內障（cataracts）患者，以及 7,500 例的翼狀贅肉（pterygium）患者。翼狀贅肉是一種粉紅色的三角形組織，生長於眼角膜上，是很常見的眼球疾病。

他們特別指出，要作為安全的照明，光線的波長要大於 500 奈米（495 奈米以下到 450 奈米之間為藍光）。從光色的角度來看，色溫要小於 3,500K，意即藍光含量要盡量減少。不過，大部分的螢光燈，尤其是用在教室或辦公室，其波長或光色都遠超過這些安全值的範圍。

一直以來，許多家長都非常保護小孩子的眼睛。有些父母在家裡，完全不讓孩子看電視、用電腦或玩手機。有些爸媽則是清楚限制孩子看電視、用電腦、玩手機的時間。即使孩子可以用電腦，有些家長也會購買沒有閃爍問題，甚至有過濾藍光的螢幕。

儘管如此，還是難以顧全孩子的視力。究竟是為什麼呢？

正如這些科學家所證實的，學校普遍使用的螢光燈光應該是「禍首」。現在，我們已知，螢光燈除了發出藍光外，還會發出紫光，甚至是紫外光。日積月累下，孩子的視力難免會受影響而衰退，或是眼睛受到傷害。若成年人處在類似的照明環境下，也可能會發生同樣的問題。值此之際，我們更應開始思考下一步該怎麼做。

減少眩光效應，以暖白光取代冷白光

「對患有眼疾或眼睛損傷的人來說，冷白的螢光燈，應該不能作為良好的光源。」美國盲人印刷廠（American Printing House for the Blind）教育研究部門主管基契爾（Elaine Kitchel）表示，受限於經濟考量，大多數學校都使用冷白螢光燈來照明。然而，從近來光線對視網膜細胞活性的研究中可得知，冷白螢光燈不應被當作是良好光源，尤其是對患有眼疾的人而言更是如此。

以雙眼健康的人為例，當眼睛受光時，視網膜上的感光器便開始做工。每當一個感光器被光撞擊，做一個單位工的時候，便會產生一個單位的細胞廢物。此細胞廢物再經由眼內的廢物處理系統帶走。

可是，一旦眼睛生病或受損，其廢物處理系統也往往遭到損傷。因此，經常會來不及處理接踵而來的廢物，而堆積在眼中。這些聚積的廢物，會讓大腦發出「不悅」的訊號，而將這

樣的光當作是令人不悅的「眩光」（glare）。此時，眼睛會「起霧」、「白掉」、「黑掉」或「感到刺痛」。正因如此，懼光、眼睛疼痛成為眼疾患者常出現的徵狀。事實上，在遇到局部性的強光，也就是有大量的光子湧入到某些特定感光器的時候，就連眼睛正常的人也會覺得刺眼、不舒服。

又為什麼冷白光或藍光會加劇「眩光」效應，而暖白光或紅光卻不會呢？這是因為冷白光（大於 5,000K 至 6,000K）含有較多的藍光和紫光，而藍光和紫光的能量相對較高，會促使視網膜細胞以較快的速率運作，因而快速產生並堆積較多的毒性副產物，所以加劇了眩光效應。

相反的，暖白光（小於 3,000K）含有較少的藍光，並有較多的橘光、紅光。這些能量較低的橘光、紅光線，會使視網膜細胞以較慢的速率運作，致使廢棄物的產生較慢、也較少量。因此，眼內的廢物處理系統能順利清運廢棄物，而少有眩光的不適感。這也可以用來說明，藍光更少、光色更暖的燭光（1,900K 至 2,000K），會比冷白光或暖白光，更適合於晚餐使用，而且令人覺得愉悅、浪漫。

夜晚照明，採用偏黃橙光色

有鑑於現代人入夜後持續活動變成常態，特別是在有電力供應的地方，夜間點燈已經成為生活的一部分。我認為，入夜後開燈，折衷之道，便是點著無藍害的燈光。這也是我和清大

OLED照明研究團隊全力投入無藍害、燭光OLED研究的原因。

燭光 OLED 不含深藍光，更不含紫光，若是用來看報、看書或寫報告，比較不會造成視網膜發炎。在入夜後或就寢前，萬一還必須使用燈光的話，燭光 OLED 也比較不會抑制褪黑激素的分泌。因此，我們可以說燭光 OLED 是好光，尤其是和富含藍光、紫光的螢光燈相較下，它的光色柔和、光質很高，對眼睛與生理都比較友善。

史帝芬・鮑利（Stephen M. Pauley）是一名已退休的美國耳鼻喉科醫師，多年來致力於教育夏威夷群島的民眾如何正確且有效地使用室內和室外夜間照明。他指出，照明設計不能再只是考慮視力或裝飾效果，也必須對生理時鐘友善。由於身體需要暗黑中的睡眠，以便褪黑激素能充分的分泌。因此，入夜後若需要照明，也應該要調暗，降低藍光的危害，並採用偏黃橙色的光源。

如果你入夜開燈，也是萬不得已，請務必選用柔和的橘光，換掉冷白光，如此才能保護好「靈魂之窗」和身體健康。

| 3-5 | OLED 實驗室小故事 |

自從我率領清大 OLED 照明研究團隊投入無藍害、燭光 OLED 研究以來，這條路走得並不輕鬆，過程充滿辛酸血淚。古人說：「十年寒窗無人問，一舉成名天下知。」我們 OLED 實驗室一路走來所發生的點點滴滴，在這句話中也獲得充分的印證。

幾經挫敗，類太陽光 OLED 終於誕生

研發類太陽光 OLED 到燭光 OLED 的過程中，材料、技術、經費、人力……，無一不是問題，甚至還曾因故錯失了一項重大專利申請的機會，讓我扼腕不已。

「把櫃子裡現有材料清一清，凡是過去認為不好的發光染料，尤其是光色不穩定、會飄移的染料，都拿來試試看。」在實驗室裡，我總是得督促研究生做實驗，並對他們耳提面命，許多諾貝爾獎得主的肺腑之言是，要留一隻眼睛注意那些與自己原本預期相反的事物，這些事物往往會帶來重大的突破。因此，即使是我們平常看不上眼的材料或元件，也不能輕易放棄。

　　學生們認為老師太瘋狂，怎麼就是死不放棄。「這樣好了，你們去試試看，只要你們去做，我就高興。就算做不出來，也沒關係，可以吧？反正就是去做，然後再來告訴我行得通或行不通。」眼看他們害怕失敗，我只好先給了免死金牌。

　　「可是，老師，效果只有一點點耶。」一位博士班學生西米回報，覺得這樣的結果並不太樂觀。

　　「不會啊，這結果比想像中的好太多了，再試試看！」我鼓勵他繼續努力。

　　結果，又試了兩回，這兩回下來，學生死心了，心想老師也應該要放棄了吧。

　　「很好，我們召開檢討會，討論一下為何會如此？」我說道。

　　「失敗也是成功」，這是我常送給學生的一句話，因為失敗讓我們離成功更近，這是經驗之談，不是冷笑話。「三個失敗可以換一個小成功，三個小成功可以換一個大成功」，這也不是開玩笑。「千萬不要丟棄失敗的實驗」，這是我再三提醒學生的另一句話，因為它蘊藏了許多邁向成功的線索。

　　經過檢討後，我們找到一些原因，並決定重新再試一遍。結果，我們看到的不再是一小段，而是一大段的顏色變化，類太陽光 OLED 研發初露曙光。

　　「成功了，類太陽光 OLED 做出來了！」實驗室裡傳來學生的驚呼聲。經我們調整兩個參數後，顏色如陽光般柔和多變

的類太陽光 OLED 終於誕生了。2009 年，我們率先發表人類史上第一個類太陽光 OLED，可發出涵蓋太陽從日出到日落的所有光色（或色溫）。

這項發明蘊含兩大重要意義。首先，自然光的光色是依時而多變，現有人造光卻是一成不變，可能危害身體健康。其次，人類可以做出仿太陽多變化光色的人工照明，自此以後，即使是室內、陰雨天或北國的冬天，人們依然可以感受如柔和陽光般的溫暖照明。

燭光 OLED 將改寫人類照明史

2009 年，我們發明的類太陽光 OLED，不但申請到專利，還刊登在頂尖期刊《應用物理快訊》（*Applied Physics Letters*）上。這是物理學領域的學術性期刊，由美國物理協會出版發行。自該期刊刊載我們的發明後，國際各大科技網站也紛紛來函採訪或直接轉載報導。

受到類太陽光 OLED 問世的影響，日本山形大學有機材料系教授城戶淳二（Junji Kido）於 2010 年受邀來台訪問工研院之際，也特地走訪清華大學一趟，與我們互相交流，彼此交換意見。

城戶教授為全球第一位發明白光 OLED 的科學家，不只是做研究而已，更致力推動白光 OLED 的商轉應用。他還有許多重大的發明，其中之一就是電荷產生層。這項發明開啟了

OLED 大電視、特別是 OLED 照明應用的可能性，其貢獻不亞於發明 OLED 技術、素有「OLED 之父」稱號的鄧青雲教授。

2010 年，我受邀到上海演講，會中呼籲產業界應集中發展無藍害、燭光 OLED，當作是與 LED 競爭的利器、殺手鐧。當時，另一位 OLED 資深前輩陳金鑫教授曾在會後建議：「發展燭光 OLED 是很不錯的點子，但是，這燭光 OLED 最好要能做得像燭光般閃爍、搖曳，才算高明。」

陳金鑫教授是鄧青雲博士在美國柯達（Kodak）公司的老同事，提出的建議很中肯。但事實上，我們打算以「護眼」、「維護褪黑激素分泌」為燭光 OLED 的主要訴求，光線閃爍並不利於看書，對眼睛也不友善。

2012 年底，全球材料界享譽盛名的《前瞻功能性材料》（*Advanced Functional Materials*）期刊決定刊登我們燭光 OLED 的文稿。除專文報導外，編輯還希望我們另提供一段淺白簡短的摘要，讓他們可以在《材料眺望》（*Material Views*）網站上，向全球的高中生宣傳。為了撰寫這段摘要，我和研究生丹尼斯、詹姆士等人絞盡腦汁。

「周老師，我碰到一個問題……，」碩一學生丹尼斯在測量燭光色溫（光色）時，遇到難題。他發現，燭火顏色與火焰位置有關，也就是說，在不同的火焰處會看到不同的顏色。

「那就將它們積分起來。」我答道

「可是，我不會。」丹尼斯說。

「那就以最亮的那一點為代表，撰寫論文時，將此背景說明清楚即可。」我答道。

我們需要自行測量燭光色溫，原因在於有些研究出處指燭光色溫為 2,000K，有些則是 1,800K，中間差異頗大，加上相關出處都未明確交代使用何種方法，以及如何測量到色溫。因此，如果我們要模擬並重現燭光光色，就必須先確認燭光的色溫。

「先拍幾張相片，用以證明我們燭光 OLED 與傳統燭光一樣或是很類似。」我交代丹尼斯拍些照片，讓人一眼就看得出來是燭光，因為丹尼斯說我們燭光 OLED 和燭光的光譜相似度有 80%，但這對讀者而言太抽象了。他們從毫無經驗開始，再嘗試拍攝模仿燭光晚餐的畫面，卻始終拍不出一組能說服人的照片。

至於功效，丹尼斯說我們燭光 OLED 功效，每瓦的能量可達到 30 流明。我問他：「別說一般人，即使是期刊編輯，他們知道什麼是『流明瓦』嗎？當他們聽到 30 流明瓦時，就會覺得很厲害嗎？」

我還提醒丹尼斯：「不要再提色溫了，沒有幾個人知道什麼是色溫，編輯聽不懂，高中生更聽不懂……。」應該改成：「這種用電發出的燭光 OLED，可以取代 5,000 年前埃及人發明的蠟燭，它的功效是蠟燭的 300 倍、白熾燈泡的 3 倍。」唯有如此，讀者看了才會有感覺，並在腦海中自然浮現出具體又生動的燭

光畫面。

　　於是，在 2012 年聖誕節前夕，《材料眺望》網頁出現了這則報導的斗大標題：「OLED 若可以取代蠟燭，那將會是個歡樂的切換」。

引起國外權威科學期刊廣泛引用

　　2014 年，實驗室第一位印度籍博士班學生蘇迪，捎來一封電郵，內容提及：「教授，有人引用了我們的燭光 OLED 論文。」原來是有學者在全球著名的《臨床醫師癌症期刊》上，引用了我們的創新發現──燭光 OLED。

　　基本上，論文獲他人正面引用是一件好事，也經常發生，不值得大驚小怪。我上網查了一下《臨床醫師癌症期刊》究竟是什麼樣的刊物，結果發現，其來頭可不小。從 2013 年至 2014 年間，該期刊的影響因子為 162，到了 2019 年影響因子上升至 206.85。相較於國際知名雜誌《科學》，2014 年影響因子為 35，2019 年影響因子下降至 20.57；另一本科學研究的標竿期刊《自然》（Nature），2014 年影響因子是 40，2019 年影響因子也下跌至 24.36。

　　《臨床醫師癌症期刊》的影響因子，竟遠高於這兩家著名科學雜誌，真是前所未聞。再細查後發現，它不但在 321 個醫學期刊裡排名第一，在 8,000 多個科學期刊裡，也是高踞第一。總之，在全球醫學與科學雜誌中，《臨床醫師癌症期刊》都是

影響因子最高的刊物。

　　我們的燭光 OLED 論文，不僅獲得國際最優質的專業期刊引用，又被當作是對抗「節律破壞」的救星，真是一椿好事。最重要的是，這篇綜述的作者群肯定了燭光 OLED 這項創新發現。

日韓大廠紛加入 OLED 照明投資

　　2014 年，日本化學大廠三菱化學（Mitsubishi Chemical）與日本音響設備大廠先鋒（Pioneer），共同出資成立 OLED 照明公司（MC Pioneer OLED Lighting）。由於市場對該廠的 OLED 照明技術反應良好，促使兩大廠決定加速 OLED 照明事業發展。

　　2015 年 8 月，日本三菱化學和先鋒 OLED 照明公司推出燭光 OLED 試量燈片，色溫約 1,900K，並號稱藍光含量不到 3,000 K 暖白光 OLED 的 1％。這個消息一出，一則顯示有人追隨我們的發明腳步，二則具體宣示燭光 OLED 的藍光確實很少，三則暗示藍光有害身體，過量不好。對我們團隊而言，實在是一則以喜，一則以憂。喜的是，吾道不孤；憂的是，後有追兵。但無論如何，可以預見的是，隨後的照明世界，將再掀起一波波的漣漪。唯有願意正視藍害、解決藍害的團隊，才能成為最大贏家。

　　這個消息宣布不久後，OLED 五虎將之一的喬治來電詢問：

「老師，你下禮拜有沒有空？我老闆想帶 LG 的人來拜訪你。」
喬治的老闆李石運博士想要帶兩位韓國 LG 化學公司高層人士
來清大拜訪，請教關於燭光 OLED 事宜。清大遴聘的美國專利
事務所法律顧問建議我別和他們見面，若他們對相關技術有興
趣的話，應該要走專利授權這條路。但喬治說，他們人已經到
台灣，加上畢竟喬治是我的得意門生，不好意思拒絕。於是，
專利事務所提醒，不能透露技術內涵，如果 LG 化學公司的人
同意，則事務所會與他們聯繫。

　　2015 年 10 月，某個星期一下午，喬治帶著他的韓國老闆
李石運博士，以及時任 LG 化學公司執行長朴博士和行銷總經
理，一行四人來到我的研究室。朴博士說，兩年前李石運博士
就與他提過燭光 OLED，現在他想知道的是，應如何行銷燭光
OLED？行銷總經理也好奇地問，有無任何相關醫學實驗證明
藍害。果然，日本大廠才剛推出燭光 OLED，就足已震撼到全
球 OLED 照明的企業一哥。

燭光 OLED 終獲國內外獎項肯定

　　2015 年 10 月 22 日，我們的燭光 OLED 論文入圍台灣照
明學會「照明金質獎」。當我簡報結束後，其中一位審查委員、
也是前台大資深教授提問：「周教授，你這個燭光 OLED 真的
很好，我們也從你的報告當中得到很多有用的資訊。我們想要
瞭解的是，你們這個技術有沒有在國際上得過獎？或是得到國

內一些產業科技創新獎？」

　　第一個獎很重要，卻很難取得，尤其是技術或商品太新穎時，更是如此。人們對燭光再熟悉不過了，點著燭光，享用浪漫晚餐，任誰都愛。可是，如果要作為平常照明，則非一般大眾偏愛的選項，若要用來看書，通常會被嫌太暗、閃爍。這些對傳統蠟燭的刻板印象，更讓燭光 OLED 難以出人頭地。

　　儘管如此，多位審查委員最後決定把那個年度的「照明金質獎」，特別是其中的「特優獎」，頒贈給我們的燭光 OLED。從 10 月 22 日複審報告結束，到台灣照明學會於 12 月 24 日來函通知獲獎，共經過了 62 天。等到隔年 1 月 22 日頒獎典禮，又等了 28 天。若將此等待與之前 30 年的研究時間相比，簡直只是亙古的一刻罷了。

　　無巧不成書的是，2015 年 11 月 20 日，國際暗空協會來函通知，我們的燭光 OLED 獲得當年度的「照明設計獎」。該協會除詢問能否出席年度大會的頒獎典禮外，還特別問了這項創新發明，能否或會否進一步商業化，「為因應萬一有人在頒獎時問到，我們能否先瞭解一下，你們的發明是否能夠進一步商業化？或是有無企業願意量產？」

　　如果這個國際獎項的消息早一個月到來，那麼，我們便能直接回答「照明金質獎」複審時的提問。國際暗空協會的疑問，則是我們的發明是否僅是令人興奮的學術發現，而非最後可實現的技術？非常幸運的是，這一次我們可以即時又明確的給予

回覆：「是的，這項發明是可以量產、商業化，因為同年 11 月，經濟部才剛正式核准我們的價值創造計畫，在合作廠商智晶光電同意 2 年出資 600 萬元投入研發的前提下，經濟部 2 年補助 2,000 萬元，以開發量產技術。」

2016 年，我派學生亨利與尼克參加「光寶創新獎」比賽。那年，全球有 3,000 多人、共 1,000 多隊，投入這場全球華人最大創新設計競賽盛會。很幸運的是，我們的燭光 OLED 技術，獲得技術組的金賞，抱回了獎狀、獎盃及 35 萬元獎金。複審時，由平常說話容易緊張結巴的亨利代表報告，他真的很認真，事前演練多遍。我問他練習了幾遍？ 8 遍？他說他演練了 20 遍。對長期投入燭光 OLED 研究的我們而言，獲頒此大獎具有正面意義，代表國內重要產業龍頭已開始注意並接受無藍害的觀念。

經過幾年合作，特別是在經濟部價值創造計畫支持下，智晶光電將清大專利的燭光 OLED 做成折疊式檯燈。這款折疊式燭光 OLED 檯燈，趕在 2017 年 5 月美國國際資訊顯示學會（Society for Information Display，簡稱 SID）大會上開幕前完成，並由實驗室印度籍博士班學生狄巴克帶到 SID 創新展區展示。

「教授，蘋果公司有很多人來看我們的折疊式燭光 OLED 檯燈，」狄巴克事後告訴我。

「你怎麼知道誰是蘋果的人？」我問道。

「他們胸前名牌上有寫,我有瞄到⋯⋯,」狄巴克答道。

他計算了一下,展出 3 天內,蘋果先後來了至少 15 人,除了看檯燈外,也仔細觀察並詢問燭光 OLED 的特性與光譜圖。

那年 SID 大會於洛杉磯舉行,我發表的海報論文題目是〈好光的定義與設計〉(Definition and Design of a Good Light),在研討會上,一位來自莫斯科的科學家稱許說:「周教授,你在好光方面的發現,有卓越的貢獻,未來可以被提名角逐諾貝爾獎。」

收到國際友人餽贈蜂蠟蠟燭

2018 年 4 月下旬,國際太空站固態照明計畫負責人之一,也是國際光與癌醫學研究權威的布蘭勒教授應邀出席國際照明學會在台舉辦的年度研討會。

4 月 27 日,他特地從台北南下到新竹清大,希望洽談燭光 OLED 合作事宜。由於志同道合,我們兩人便同意在該日上午共同召開台美聯合記者會,呼籲全球各界用好光以抗病抗癌。當天下午,他的演講十分精彩,題目是「光與人類健康:從太空飛行到病床」(Light and Human Health: From Space Flight to the Patient Bedside)。布蘭勒教授希望能讓太空人使用有日夜節律之分的好光,而這樣的好光也可以供醫院病人使用,因為目前醫院的室內照明是不分晝夜,反而易導致病人身體更差。

他還特別強調，美國每年有 3,400 萬人住院，唯有符合日夜節律的照明，才對病人有益。

演講結束後，許多學生與外來聽眾，紛紛找布蘭勒教授請教問題與合照，場面十分熱烈。幾經周折，我們雙方才有空坐下來，開始洽談合作事宜。此時，布蘭勒教授從他的背包裡拿出一樣東西，「你猜猜看這是什麼？」原來是他同事在工作之餘手工做的蠟燭，對方知道布蘭勒教授要到台灣，又從布蘭勒教授口中得知我們發明了燭光 OLED，於是特別以此作為致贈賀禮。

「你知道嗎？這還是蜂蠟做的。」布蘭勒教授補充說明。

「Bud（喬治的暱稱），你知道這種蠟燭有多貴嗎？」看到這份禮物充滿故事和意義，我感動得不知道該說些什麼是好！「在中古世紀，就連有錢的人家，都點不起這種蠟燭。即使是最有錢的教堂，也只有在非常特殊的節慶日子，才會點這種蠟燭。蜂蠟蠟燭點燃時，會有一股清香味道，而且特別明亮⋯⋯，」我滔滔不絕的說起蜂蠟蠟燭的傳奇故事，最後還與布蘭勒教授合影留念。

解決攝影師長年深受失眠所苦的問題

早在 2012 年 3 月，我們邀請美國佛州州立大學蘇發其教授到清大訪問。他是 OLED 學界的權威，也是全球第一支使用被動式 OLED 面板手機的技術領導人。言談中，他提及一件趣

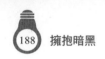

事，之前在聽過我們的燭光 OLED 研究，尤其是藍光對人體健康的影響後，他返回美國佛州家裡的第一件事，就是把兒子房間內鬧鐘的藍光換成紅光。

蘇發其教授是我所見過具有行動力的人，劍及履及。針對藍光危害，他建議：「要持續且四處宣導。」他認為，處於資訊爆炸的時代，若不主動宣導，就不會有太多人知道。我還特地拜託他，若有機會與美國能源署官員見面，請他幫忙溝通如何規範藍光的使用。

2018 年 6 月 18 日，在綠化學研討會上，我遇到路・麥茲格（Lou Metzger），他是大會延聘的愛爾蘭專業攝影師，專門為大會拍攝、記錄會議情況。當我們在休息期間（coffee break）打招呼時，他神情激動地說：「周教授，你不知道你的演講對我有多大的幫助……。」

因工作之故，麥茲格天天活在與光線及色溫為伍的環境裡，什麼色溫會有多少藍光，他再熟悉不過了。然而，每天 10 小時的光照工作，讓他深受「失眠」所苦，而且已連續 5 年之久。

「我去看了心理醫生，每天晚上吞了褪黑激素」；「為求好睡，我在睡前還特別吃了香蕉、酸奶等助眠食品，但還是依舊失眠，這樣的日子已經過了 5 年。」麥茲格聽到我在大會的主題演講，按快門時不經意聽到引起他失眠的主因，於是趁休息空檔，趕緊來求教。

「我都是工作到晚上，到了要睡覺時，才關掉電腦和螢幕，」他接著說道。

　　我的建議是，睡前 2 小時，停止使用電腦螢幕，並把燈關暗。

　　「那看電視不也是一樣嗎？」他疑惑地問。

　　「我測量過，如果距離 3 公尺遠，雖然一樣有藍光，但電視機的亮度會很低。另外，睡前最好是用耳朵『聽』，而不要用眼睛『看』電視。」我答道。

　　自從蘇發其教授建議以來，無論在哪種場合，我都主動積極宣導藍光之害，特別是在國際研討會上，已發表了幾十場有關藍害與對策的專題演講。這倒是第一次碰到真正的「知音」：一位深受「失眠」所苦的人，尋求解藥未果，突然間，他不但發現病灶，也找到解決方法。而我比他還要高興，只要有一個人可以從我的演講中獲益，便是莫大鼓舞。

即使世人看衰，仍堅持走對的路

　　至於做 OLED 的人又如何看待 OLED 產業？將來會有機會嗎？早先，若問 OLED 發明人鄧青雲博士，不但他自己不看好 OLED 產業，就連他在柯達公司時的夥伴也大多不看好。最後，柯達於 2009 年把整個 OLED 事業體賣給韓國 LG 集團。

　　經過 10 年努力無果之後，台灣產業界也是紛紛吹起了 OLED 熄燈號。光是 2006 年，友達、奇美、東元激光及光磊

相繼退出 OLED 事業。究其原因，OLED 研發費用過於昂貴，例如 1 公克黃金約 1,500 元，1 公克 OLED 材料可高達 3 萬、5 萬元。大量購買時，1 公斤 OLED 材料也要好幾百萬元，橫豎都比黃金還貴。單單是二代線生產，試車一天就要用掉 1 百萬元的材料費用，試車一個月就將近要 3 千萬元。無怪乎，大家都形容 OLED 是非常燒錢的行業，而且常是錢燒完了，還沒有做出想要的成品。

不只業界，就連學術界人士也紛紛「棄械投降」，研究機構更是頻頻更換主題。當學術界無人要做 OLED，我們實驗室便成為台灣最後的一把火，等待吹熄的最後一盞燈，好不孤單！

可是，儘管眾人普遍看衰，韓國三星和樂金集團仍持續燒錢、力拚。結果，柯達公司辦不到，不代表其他公司做不到。2007 年，日本 Sony 率先推出第一台 11 吋的 AM-OLED 電視機。2008 年 10 月，三星推出第一款 2.6 吋的 AM-OLED 手機。2011 年，樂金推出世界最大 55 吋 AM-OLED 電視機。到了 2017 年，採用樂金 AM-OLED 面板做電視機的企業，包括松下、索尼、東芝、飛利浦等。2018 年，樂金繼續推出 88 吋的 AM-OLED 電視。簡單來說，OLED 成功應用於手機產品，是由三星踢進臨門一腳；在大尺寸電視機商業上的成功，則可歸功於樂金集團。

現在，OLED 能否順利進入照明市場，取得商業化成功？

端視無藍害、燭光 OLED 商轉應用順遂與否而定。2012 年，我們 OLED 照明研究團隊發明了燭光 OLED 技術。2018 年，結合 OLED 照明大廠南京第壹有機光電公司（First-O-Lite），發表全球第一盞燭光 OLED 檯燈，不但無藍害，而且更護眼。

　　人類使用蠟燭甚久，燭光晚餐總是令人喜愛。我始終堅信，發展燭光 OLED，以降低藍光危害，應該是一條友善、健康的出路！

3-6　為什麼燭光 OLED 是好光？

　　遠古時代，人類用的是好光。無論是篝火、燈火或燭火，這些光源的藍光很少，紫光更少，不但對人眼是友善的，也不太妨礙褪黑激素的自然分泌。換句話說，上萬年以來，人類一直在用好光，直到電燈、螢光燈、LED 燈相繼出現，才改變了這一切。

　　當這些更亮、藍害也更多的電力照明越發便利且普及之後，「一好卻帶來一壞」的悲劇終究發生了。從正面角度來看，現代電力照明可以隨時照亮暗處。但是，從負面來看，萬物的作息已開始受到影響，而且衝擊逐漸擴大。因此，在現代社會早已習慣晚上燈火通明下，我們更需要用好光。

　　我們認為，燭光 OLED 是好光的主要理由有三：第一，燭光 OLED 沒有油燈或蠟燭燒燙、火災、閃爍、眩光、空汙、耗氧、溫室氣體排放等問題，適合取代油燈與蠟燭。第二，燭光 OLED 節能，有機會與現代的節能照明設備相互較勁，先是取代耗能的白熾燈泡，進而替換最不友善的螢光燈管，最後再與藍害問題嚴重的 LED 燈一較高下。第三，燭光 OLED 的光色

柔和、光質又高，對眼睛與生理都比較友善，未來將能率先啟動人類照明的文藝復興（Lighting Renaissance），讓現代化的照明也跟以往一樣友善。

丹麥人愛蠟燭，追求幸福好光

鄰近北極圈的丹麥，長年受黑夜與冷冽氣溫籠罩，尤其是在陰霾的冬天中，人們經常看不到太陽，甚至感受不到夕陽無限美好的意境。不過，此時，橘白的蠟燭光色，猶如夕陽的餘暉，在冷天中看到這些柔美的燭光，真的會給人一股溫暖、幸福感。

從科學角度來看，燭光的色溫約 1,900K 到 2,000K，正好落在夕陽光的 1,500K 至 2,500K 之間。這些光，特別是黃昏時正要西下的太陽，因為橘紅光較多，幾乎少了藍紫光，所以不會刺激腎上腺皮質素（俗稱壓力荷爾蒙）的分泌，讓人可以放鬆心情。可惜的是，美好的夕陽短暫易逝，無怪乎晚唐詩人李商隱會感嘆：「夕陽無限好，只是近黃昏」。但是，此時若能點起一根一根的蠟燭，便也消解了人們的遺憾。

蠟燭，的確是丹麥人生活中不可或缺的元素。根據丹麥哥本哈根「快樂研究學會」（Happiness Research Institute）執行長麥克・威肯（Meik Wiking）在其著作《我們最快樂：Hygge，向全世界最幸福的丹麥人學過生活》（*The Little Book of Hygge: The Danish Way to Live Well*）中提到，丹麥人除了平

均每人每年吃掉 3 公斤的培根外，還會燒掉 6 公斤的蠟燭！而且超過一半（51%）以上的丹麥人，每星期點亮蠟燭的時間約有 4 到 7 天；其中，有 55% 的丹麥人一次會點上 4 根或更多根蠟燭。

其實，喜愛蠟燭的人很多，不單單是丹麥人而已。只是，丹麥人究竟為何會愛蠟燭成痴？從心理與生理層面來看，若非燭光是好光且對人眼友善，那麼，這種喜愛蠟燭的獨特文化應該很難形成。

而大量的科學數據也證實，在人類所造的各種照明光源當中，燭光的光質最好，對夜間生態、夜空，以及人體生理、視網膜等都最友善。此外，蠟燭成為丹麥文化的一部分，與丹麥人的「Hygge」（讀音 hoo-gah；黑鴿）概念，應該有相當密切的關係。我們也可以這麼說，丹麥人的直覺是對的，在需要光照時，尤其是實踐「Hygge」生活時，使用「好光」、遠離「壞光」的自然反應，不但讓他們愛上了蠟燭，也使丹麥成為全球最幸福的國度。許多國家派人到丹麥取經，希望瞭解丹麥人的「Hygge」精神從何而來。透過丹麥人實踐「Hygge」生活，我們也可以理解他們愛蠟燭的真正理由。

所謂「Hygge」，可以是一種樣式、一種體驗、一些東西、一種概念。譬如，「Hygge」指的是「一種時時和睦的樣式」，或是「一種令人愉快且高度珍惜的日常體驗」，這種體驗帶有安全感、平等性、個人整體性及自發性的社交流動。「Hygge」

也包括一些讓心理感到舒適、安全和熟悉的東西。《柯林斯英語詞典》（*The Collins Dictionary*）則將「Hygge」定義為：「一種源自丹麥、有關能促進健康之舒適和歡樂氣氛營造的概念」。基本上，對丹麥人而言，「Hygge」是燭光、是溫馨的家，也是在生活中創造「幸福心境」，並與家人及朋友一起享受美食、甜點、咖啡的時光。

橘白光為何比冷白光、暖白光好？

蠟燭、油燈所釋放的光是橘白的光色。可是，橘白光為何會比冷白光、暖白光好？若是以艱澀難懂的色溫來說，蠟燭的色溫約介於 1,850K 到 1,900K，油燈的色溫則是 1,800K。色溫較低，代表藍光較少、藍害較低。

根據日本九州大學助理教授小崎知明（Tomoaki Kozaki）的研究顯示，5,000K 的冷白光，會讓半夜該分泌的褪黑激素含量減少了將近 8 成（78％）；3,000K 的暖白光，則讓褪黑激素分泌量縮減了 5 成（50％）；2,300K 更暖的白熾燈光，僅讓褪黑激素分泌量減少了 1.8 成，尚保留了 82％。

若依此類推，色溫更低、藍光更少的燭光（1,900K），或是油燈光線（1,800K），則可保留更多的褪黑激素分泌量。對於在夜晚非不得已需要使用燈光的人來說，不失為一種良好的解決方案，而且還能兼顧健康。此外，再加上人類使用油燈已有上萬年，使用蠟燭也有五千多年，人們對於這些友善的燈光，

再熟悉不過了。更何況，這些暖白光色更是許多人的最愛，若能「恢復」使用，也是再自然不過的事。

除了藍光較少、光質較好、對人眼和生理較友善之外，點亮蠟燭，還能營造羅曼蒂克的氛圍，體驗「Hygge」生活的幸福感。然而，有些人或許會質疑：「既然如此，為何不直接使用蠟燭做照明？」

我們的理由如下：第一，蠟燭較耗能，燈泡有 10 個流明瓦能效，而蠟燭只有 0.3 個流明瓦。第二，燭火有炙熱、燙傷、火災等問題。第三，燭光有閃爍、眩光問題，不適合用來長時間看書。第四，蠟燭會釋放懸浮微粒（PM2.5），而油燈也是，甚至是釋放更多 PM2.5。第五，燭火耗氧，影響室內空氣品質。

如果我們可以採用節能的電力照明技術，發明出可散發柔美、友善的光色，猶如燭光般，並能解決上述的缺點。那麼，這樣的光色，豈不就是可以啟動人類照明復興、改寫人類照明史的好光！

燭光 OLED 是對視網膜友善的好光

燭光 OLED 不含深藍光，更不含紫光，若是用來看報或看書，比較不會造成視網膜發炎。假如在入夜後、就寢前還必須開燈的話，使用燭光 OLED，也比較不會抑制褪黑激素的分泌。因此，我們深具信心的說，燭光 OLED 就像自然燭光，因無深藍光，所以無藍害，對眼睛、生理及生態都較友善（見右圖

十五）。尤其是與富含藍光、紫光的螢光燈相比，燭光OLED
肯定是對視網膜友善的好光。

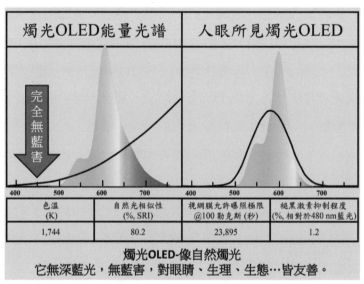

色溫 (K)	自然光相似性 (%, SRI)	視網膜允許曝照極限 @100 勒克斯 (秒)	褪黑激素抑制程度 (%, 相對於480 nm藍光)
1,744	80.2	23,895	1.2

燭光OLED-像自然燭光
它無深藍光，無藍害，對眼睛、生理、生態…皆友善。

資料來源：清大 OLED 照明團隊

圖十五：燭光 OLED 能量光譜與人眼所見油燈光譜

接下來，我們不妨快速瀏覽一下幾個科學數據，以深入
瞭解深藍光與紫光的危害程度，以及為何橘光會比較安全和友
善。

首先，我們先看一下著名的「光照視網膜炎函數」（如
P.200 圖十六所示）。這個函數通常又稱為「藍光傷害函數」，
但是後者稱法並不太精確，因為從圖中可看到，不只是藍光容
易傷害視網膜，還有靛光和紫光的傷害程度更嚴重。因此，如
果將「光照視網膜炎函數」稱作「藍光傷害函數」，往往會讓

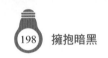

人忽視了紫光的危害更烈，而導致研究方向或設計上的誤判。

　　不過，即使是「光照視網膜炎函數」，也可能低估了深紫光與紫外光的影響。原因在於：科學家假設，人的眼角膜和水晶體可以過濾掉紫外光，以及絕大部分的深紫光。可是，倘若事實並非如此呢？對於更換過水晶體的人來說，如果其人造水晶體缺乏濾除紫外光或深紫光的功能，那麼，其視網膜受到這些光照射而引致發炎的情況，恐怕只會更嚴重！即使是沒有白內障的人，未照射入視網膜的紫外光與深紫光，依然會傷害眼角膜和水晶體。

　　基本上，這個「光照視網膜炎函數」是以一顆光子對一顆光子做為比較的基礎。它所呈現的是一顆顆不同的光子對視網膜傷害的差異影響，而非針對相同的亮度或照度做比較。可是，在實際的照明與生活上，我們要求的是「足夠的亮度或照度」。因此，單看這個函數的外型，除了會低估紫光的負面影響之外，也會令人錯將紅光、深紅光看成和橘光一樣的友善。然而，事實並非如此。

　　為什麼呢？這是因為人眼看不到紅外光，就如同人眼看不到紫外光一樣。如圖十七「明視覺亮度函數」（P.201）所顯示，在白天或是在明亮之處，人眼對微微帶黃的綠光（波長 555 奈米）最為敏感，離開這個光色一段距離，便漸漸失去敏感度。就像遠至深藍光或深紫光，以及遠至紅光或深紅光時一樣，人眼便會失去巨幅的視覺感受度，而且越靠近紅外光，這種感受就越明顯。

換句話說，對人眼而言，與深藍或紫光一樣，紅光或深紅光都不是照亮物體的有效光源。相對於綠光、黃光或橘光，若要累積到讓人眼可以看清楚事物的同樣亮度，則需要非常大量的紅光、深紅光光子。此時，它們對視網膜的傷害將大幅升高。正因如此，紅光或深紅光並非最友善的照明光源。

　　在此情況下，我們主張以照明或顯示所需的照度為比較基準。如此一來，無論是為了照明，或是為了顯示，在相同照度下，哪一種光是對視網膜友善的好光，哪一種光則對視網膜不友善，便可一目了然。以右圖十八所示，即為單位照度下的「光照視網膜炎函數」，要計算出這個函數的方法很簡單，只要將圖十六（P.200）中的「光照視網膜炎函數」，除以圖十七（P.201）的「明視覺亮度函數」，即可得知。

　　從圖十八（P.201），我們可以明確看到，對視網膜最友善的光是落在 600 奈米的橘光，比起 700 奈米的紅光，它至少更友善了一百倍。也就是說，假如照射這種紅光，經過一個特定單位時間，會引起視網膜發炎的話，那麼，使用上述橘光則要 100 倍的時間，才會造成同樣的傷害。

　　藍光又是如何呢？毫無疑問的，波長 480 奈米的藍光非常不友善，對視網膜的傷害速率，比起此一橘光快了一千倍。而 450 奈米的深藍光更糟糕，傷害視網膜的潛力，竟是此一橘光的一萬倍。現在，趕緊拿起你的智慧型手機或平板背光，檢查一下它的藍光是否為 450 奈米的深藍光？

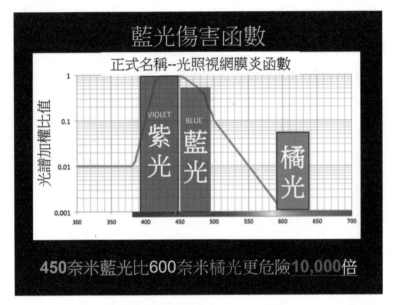

資料來源：參考自國際非游離輻射防護委員會（ICNIRP）公告數據曲線，
　　　由作者周卓煇繪製

圖十六：光照視網膜炎函數

　　至於日光燈內的藍紫光或紫光呢？如果是波長 410 奈米至
420 奈米的紫光，或是波長 420 奈米到 430 奈米的靛光，其傷
害潛力更驚人，居然是上述橘光的二十萬倍。

　　由此看來，我們幾乎可以將含有紫光的螢光燈（俗稱日光
燈，現稱為緊湊型螢光燈或省電燈泡）列為「有問題」的光源。
遺憾的是，各級學校、機構為追求「省電」，幾乎都採用富含
靛光與紫光的日光燈，無怪乎孩子上了小學、中學之後，視力
都嚴重衰退。假如換成富含藍光的冷白 LED 燈，是否能就此
改善問題呢？答案恐怕是「五十步笑百步」吧！

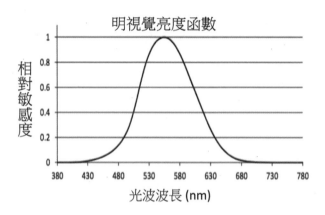

資料來源：參考自國際照明學會（CIE）1931 公告標準數據，由作者周卓輝
　　　　　繪製

圖十七：明視覺亮度函數

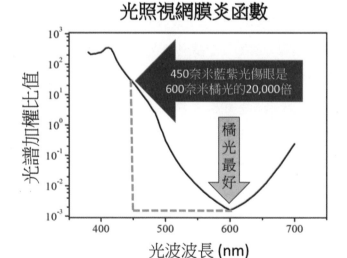

資料來源：作者周卓輝

圖十八：單位照度下的光照視網膜炎函數

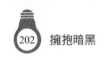

由褪黑激素來告訴我們好光何在

當科學家發現光會對人體有害,開始費盡心思做實驗,以證實光害的理論。爾後,許多實驗結果也的確證實光害理論無誤。只是,找到「壞光」之後,衍生了另一個問題:「好光」呢?「好光」在哪裡?既然人類已經活在「無光不歡」的世界裡甚久,有時候,有光還是方便許多。在非光不可的時候,比較無害的「好光」還是必要之惡,但「好光」究竟在哪裡?科學家似乎常遺漏了這一部分的研究。

前面,我們讓視網膜「說話」,由視網膜指出「好光」落在波長 600 奈米的橘光上。在這裡,我們則讓褪黑激素來解答「好光」何在。這應該是科學上最重要、也最有趣的發現之一。怎麼說呢?無獨有偶的,從褪黑激素的角度來看,對人體和生理最友善的光,竟然也是落在橘光上,其波長約為 617 奈米。

其實,從視網膜的角度來看,好光應該落在比 600 奈米多一些的地方。只是,科學家通常做到 600 奈米時,便停了下來,未再繼續進行 600 奈米以上的「傷害」實驗。這可能是因為這些光對眼睛較友善,難以在短時間內產生可觀察到的視網膜病變。於是,有關 600 奈米以上的「傷害」,就用一條又直且平的線概括之。這也就是我們前面所說的,科學家的實驗只做了一半,之後並未再進一步去確認「好光」何在。

在我率領清大 OLED 照明研究團隊發表完整的「褪黑激素

抑制作用光譜圖」之前，文獻上早已有刊載一些作用光譜，這些作用光譜以「藍害」的研究為主。但在遠離「藍害」而開始要進入「好光」之時，幾乎所有的研究都停下了腳步。因此，沒有一個作用光譜可涵蓋從紅光到紫光的整個可見光區域。結果，人們大致可瞭解什麼光不好，卻無法得知什麼光好，以及該用什麼光。

在第一章中，我們曾介紹過「褪黑激素抑制作用光譜圖」（請見 P.045），並公開了我們研究團隊一項重要專利的內涵。這是第一個「完整」的作用光譜圖，可以指出什麼顏色的光會抑制多少的褪黑激素。有了這個「完整」的作用光譜之後，任何光源，包括燈火、燭光、白熾燈光、螢光燈光、LED 燈光或 OLED 燈光等，會抑制多少褪黑激素，都可經由量化得出結果。從此，「好光」、「壞光」立見。

若從相同的照度來看，首先，我們會看到，比起最友善的橘光，700 奈米的紅光呈現了十倍高的褪黑激素抑制敏感度。雖然從光子對光子的角度，紅光比橘光友善十倍，但是，它在「照亮」的效果上，只有橘光的百分之一。如此加總之後，致使紅光比橘光表現相差了十倍，成為並非用來照亮夜晚的最佳光線成分。因此，橘光仍是對褪黑激素最友善、也最好的照亮光線。

至於藍光呢？480 奈米藍光對褪黑激素的抑制敏感度，是 617 奈米橘光的一百倍強；450 奈米深藍光的抑制威脅性，

更是此橘光的一千倍。你是否曾檢查過自己的手機或平板的背光？只要檢查過後，就不難理解為何睡前滑手機、看平板會讓人嚴重失眠。

有些手機或電視會使用 430 奈米的藍紫光，號稱可以增加色彩飽和度。然而，人眼對過高的色彩飽和度是無感的，尤其是在看動態影片時更是如此。此外，430 奈米藍紫光對褪黑激素分泌的抑制程度更加嚴重，是最友善橘光的一萬倍強。

因此，若是從人性面來看，「祖父級的燈泡」反而是比較健康且受到歡迎的。近幾年來，仿效「祖父級的燈泡」的燈絲型 LED，紛紛登台，便是一大例證。而更健康、更受人們喜愛的「曾曾祖母級的油燈與蠟燭」，亦由橘白的 OLED 模仿的唯妙唯肖，隨時蓄勢待發。

無論是心理或生理層面，人們自然會對好光產生好感，加上越來越多科學研究證據支持下，我們相信，過去迫使人類採用僅僅節能卻非友善光源的任何手段，終將猶如「柏林圍牆」般倒下，取而代之的將會是揉合各項優點、符合各項需求的「全方位友善」光源，也就是燭光 OLED。

言之至此，我們應該為人類未來能有美好的人造光源而感到振奮。不過，即使是好光，也要用光有時，所謂「Manage Life; Manage Light」，讓我們一起「管好」光，以迎接美好人生！

3-7　什麼是看書的最佳燈光？怎麼判斷？

　　室內光線過亮或過暗，都容易導致眼睛疲勞。在這種環境下長時間閱讀，可能使近視加深。另外，不少人喜歡長時間使用 3C 產品，用眼過度，也是造成近視的一大主因。由此可見，環境燈光會影響一個人的視力健康。為了善盡把關之責，我們應該選用對眼睛和身體最友善的燈光。

怎麼判斷哪一種燈光比較好？

　　看書、工作用的照明燈光，最好要像自然光一樣，由多重顏色的光線所組合而成。若要有最好的光質，則需要彩虹七色，從深紅到深紫色。可是，如果想要減少對視力和生理較「不友善」且非必要的光色，則應該剔除紫光和深藍光，以及沒有光效的深紅光。這些都只是基本的原則。

　　其實，在我們日常生活中，燈具產品都標示有「色溫」。一般而言，色溫越低的燈具，代表藍光越少，藍害也越小。反之，色溫越高者，其藍光越多，藍害也越大。

　　舉例來說，藍白光的色溫遠高於 6,000K，譬如某些 LED

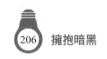

電視機，其背光色溫通常落在 10,000K 至 15,000K 之間。純白光的色溫為 6,000K，多數的電腦、手機及平板電腦螢幕，則是採用純白色的背光。

常見的冷白光燈具，其色溫則約 6,000K 左右。暖白光燈具的色溫，則在 3,000K 上下。早期的白熾燈泡，則落於 2,500K 上下，端視燈泡玻璃材質與其瓦特數高低而定。至於燭光及油燈，其色溫則分別約為 1,900K、1,800K。

藍光危害，魔鬼藏在細節裡

假如光源的色溫相同，是否表示它們的「光害度」或「友善度」就一樣？答案是：「不一定！」普遍來說，光源的色溫越高，其藍害越大；光源的色溫越低，其藍害則越小。但是，在同一個色溫下，如果光源的技術不同，特別是光源產出的光譜不同，則其「光害度」或「友善度」也會不太相同。

以冷白的緊湊型螢光燈與冷白的 LED 燈為例，兩者都是高色溫。不過，前者的色溫雖然較後者低一些，但因為含有「高藍害」的紫光和靛光，反而對視網膜傷害以及抑制褪黑激素分泌量上，威脅程度較大。

因此，無論是住家、學校或辦公場所，如果只是將富含靛光與紫光的冷白日光燈，換成富含藍光的冷白 LED 燈之後，想要達到的效果也無非是「五十步笑百步」而已。其實，真正的改善之道，主要在於光源色溫的降低，其次才是去除紫光與

深藍光，藉以達到保護眼睛和身體健康的目的。

亮白燈光，易引發視網膜炎

　　有些人還會進一步追問：「看書的燈光到底要多亮？」、「應該選擇照度 100 勒克斯、200 勒克斯，還是 500 勒克斯？」可惜的是，沒有人可以給我們明確的答案，光學專家不能，眼科醫生也不能。或許你會很好奇，怎麼會這樣呢？但是，目前的現況確實是如此。

　　以「中華民國國家標準」（CNS）對學校教室的規範為例，其所規範的照度為 200 勒克斯至 500 勒克斯之間。但還是會衍生以下問題：

　　第一、教室燈光到底是要採用 200 勒克斯，還是 500 勒克斯？抑或是 200 勒克斯到 500 勒克斯之間都可以？

　　第二、上述照度指的應該是天花板燈光照射到課桌桌面上的照度，那麼，從教室黑板、白板或投影螢幕所照射過來的照度，又應該是多少？

　　第三、承上題，坐在教室第一排和最後一排的照度一樣嗎？坐在中間排與最邊排的照度又是如何？

　　第四、頻閃嚴重的螢光燈，適合做為教室的燈光嗎？

　　由此可知，低頭看書與抬頭看黑板所需要的照度需求不同，而看白板和看投影螢幕時，照度需求也不一樣。這些問題

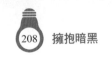

目前都尚無解答，顯然，我們還需要繼續努力，才能找出答案。

不過，我們的研究曾發現，在亮白的環境下，如果到達眼睛的照度為 100 勒克斯，則只能看書或辦公約 5 分鐘，否則這種光照很容易引發視網膜發炎。

在上一節中，我們有提到，目前已知可以量化的光害，包括光照視網膜炎、褪黑激素抑制。因此，只要知道顯示器或照明光源的光譜，便可採用「光照視網膜炎函數」，計算任一光源，在任一照度下，會引發視網膜炎的時間。

以看書所需要的照度 200 勒克斯為例，使用冷白（5,000K）燈光時，約略 4 分鐘，便可引起某些視網膜細胞發炎，而必須閉眼休息。若是使用暖白（3,000K）燈光時，則約需 7 分鐘，才會引發同樣的視網膜炎。但如果是使用橘白（1,800K 至 1,900K）燈光時，則約需 80 分鐘，才會產生相同的危害。換句話說，使用橘白燈光看書，會比使用暖白燈光好上十倍，甚至比冷白燈光好上二十倍。

針對褪黑激素抑制程度，我們可以採用清大專利的褪黑激素抑制作用光譜與算式來計算。與波長 480 奈米的藍光相比較，上述冷白燈光對褪黑激素抑制的敏感度為 21％，暖白燈光為 7％，橘白燈光為 2％。也就是說，從保護褪黑激素分泌量的角度來評估，橘白燈光比暖白燈光好上三倍，比冷白燈光更好上十倍。

檯燈、教室燈光過亮，也會傷眼

　　不過，要量化光線的傷害並不簡單。首先，要定義合理的用燈時間。如果以每次看書 30 分鐘為例，現代檯燈，無論是節能的日光燈（CFL），或是最近的 LED 燈，實在是都太亮了，不到 30 分鐘，就很可能引發光照視網膜炎。因此，我們不禁要問：「市售檯燈太亮，是否真的會傷眼？」

　　為了尋求解答，我所領導的清大 OLED 照明團隊，以及曙光女中姚麗英校長所帶領的科學專題研究團隊，在 2019 年曾針對市售檯燈的亮度進行聯合研究，並於 2020 年 1 月 20 日舉行研究成果記者會。結果，兩個研究團隊均有驚人的發現：「現有的檯燈，全都太亮了！」

　　研究團隊的量測結果顯示，色溫 5,600K 的白色 CFL 燈，在照度 101 勒克斯下，只能看書 29 分鐘。色溫 5,300K 的白色 LED 燈，在照度 196 勒克斯下，則只能看書 13 分鐘。如果再加上富含藍光的背景光，那麼看書的時間將更短，而且問題恐怕會更雪上加霜。

　　在研究過程中，我希望研究團隊成員也認真思考以下這個問題：「同樣的，現有教室燈光是否太亮，也會傷眼？」根據他們對教室照明亮度的研究，結果亦顯示：「現有教室燈光皆普遍過亮！」

　　假如定義教室燈光的合理使用時間為一堂課，約 50 分鐘

左右，根據研究團隊的量測結果，教室中央位置的照度約為150 勒克斯，只能看書 20 分鐘。反倒是教室前排兩側的照度約55 勒克斯，能看書 55 分鐘，成為最安全的位置，凸顯現有教室燈光存有過亮的問題。由此看來，教室的座位中，只有前排兩側能安全閱讀超過一堂課時間。其餘位子的光線，都相對太亮，不到 50 分鐘，就可能會造成學生眼睛永久性的傷害。

究竟，檯燈、教室或辦公室的燈光應該多亮，才能安全閱讀？我們的研究團隊成員再次進行探究，結果發現，光線亮度確實會影響閱讀清晰度。亮度越高，可以看得越清楚，可是，過高的亮度，反而會較快對眼睛造成傷害。

事實上，真正需要的亮度，必須根據閱讀字體的大小而定。若要可看清楚 12 號字體（一般書籍的字體大小），則需要 40 勒克斯的照度。字體較大，需要的亮度會較低，可看書時間較久，比如說，想看清楚 14 號字體，則平均僅需要 20 勒克斯的照度。

另一個好消息是，光色並不太會影響閱讀的清晰度。這個研究發現的重要意涵為，使用橘白像燭光的光線，依然可以清晰讀報、看書；如果想看小字體時，開亮一點，也不會像富含藍光的白光傷眼。

研究團隊的量測結果顯示，若是以一次看書、辦公 50 分鐘為例，燭光燈（色溫 1,600K）可以點亮到 400 勒克斯，而典型白光（6,000K），則需調降到 50 勒克斯。較亮的燭光，確實可以讓人更輕鬆看清楚較小的字體。對習慣用亮光看書，但

是又害怕太亮傷眼的人，應該考慮使用傳統低藍害的鎢絲燈，或是無藍害的燭光 OLED 燈。

改變習慣，選用橘白燭光看書

自從認真推廣無藍害的燭光 OLED 後，我經常會面對各種質疑的聲音。這些問題背後反映了一個關鍵要素：選用橘白燭光看書，只不過就是「要不要改變習慣」而已。

某次，我受邀擔任環境評估委員，下鄉察看某家工廠處理工業廢棄物的方式。在路上，與同行的幾個人聊到藍害也是一種環境汙染。隔了幾星期後，我到臺北開會時，巧遇上回同車的一位承辦官員。

她說：「周教授，上次聽了你一席話後，我回家之後，馬上把家裡的白燈全部換掉。」可是，她並未換掉兒子看書用的白光檯燈，原因在於：她總覺得燭光型的光色太柔和，孩子在這種燈光下看書，會不會看了想睡覺？

於是，她趁這次再度相遇，趕緊請教這個問題，希望解決心中的疑惑。我只答道：「看書要盡量利用早上或白天時間，萬不得已時，才在晚上看書。但是，如果覺得累了，就應該早點上床睡覺，第二天清早起來再繼續看書，這樣讀書效率才會高。」

不只這位官員有這樣的困惑，就連審查我們燭光 OLED 計畫的委員，前後好幾回合下來，也總是會給了以下類似的評語：「這個燭光 OLED 的點子不錯，可以用來做夜燈，可是，如果

拿來看書，恐怕會太暗！」

雖然這些委員接受藍害的事實，但又覺得無解，因為他們認為要看書的時候，燈光總是要夠亮才行，所以擔心燭光OLED 會太暗。然而，在現行技術下，燭光 OLED 早就已經可以做到很亮，甚至太亮，也就是它的亮度可以調高或變低。若是覺得一個燭光會太暗，可以透過技術調高到十個燭光，甚至是百個燭光，都不成問題。因此，亮度早就已經不是問題，真正關鍵在於：「習慣問題」。

人類使用橘白油燈火光至少有 12,000 年，使用橘白蠟燭火光也至少有 5,000 年，這樣的光色，並不會讓人有難以適應的問題。至於「習慣」，其實是可以改變的。從事視覺研究的專家明確指出，人腦對光色的適應、調整速度是很快的，因此，完全無須擔心現代人無法習慣老祖宗用了上萬年的光色。

晚上看書，慎選檯燈光色和亮度

基本上，只要是光色（或叫做色溫）相似，那麼，它對眼睛或生理的影響就大同小異，無論這個光線是發自螢光燈、LED 燈或 OLED 燈。整體而言，光色偏白，尤其是富含藍光，也就是所謂色溫偏高，則「藍害」威脅也較大。

根據我們的研究實驗，以視網膜發炎為例，如果孩子看書，使用的是純白色（色溫 6,000K）的 OLED 燈光，在適合看書的照度下，譬如 200 勒克斯，則可容許的看書時間為 150 秒（約

兩分半鐘）；使用像古代白熾燈（色溫 2,500K）的 OLED 時，則可看書 448 秒（約七分半鐘），比較友善 3.2 倍。正因如此，在燭光 OLED 問世之前，中醫師一直主張使用白熾燈做為看書用的檯燈。使用像油燈、燭光（色溫 1,800K）的 OLED 時，則可容許 2,022 秒（約 33.7 分鐘），比較友善 13.5 倍。

如果檯燈不要太亮，像是將照到眼睛的亮度，從 200 勒克斯調降至 100 勒克斯，則可以倍增看書的時間。不過，值得提醒的是，藍光還是越少越好，如下圖十九所示。以上這些量化數據，或許可以提供家長一些重要依據，幫助孩童選擇對眼睛和生理較友善的檯燈。

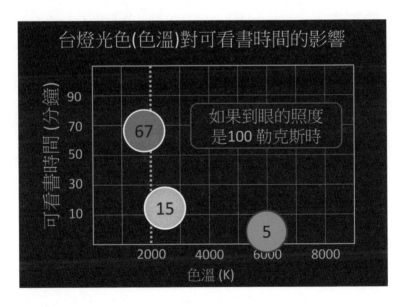

資料來源：作者周卓輝

圖十九：檯燈光色對可看書時間的影響

　　此圖說明，為何使用富含藍光的檯燈看書，眼睛比較容易疲累。隨著藍光的量減少，或是色溫的降低，視網膜容許曝照的時間將會增加。以從 6,000K 的白光檯燈改為 1,800K 的橘白光檯燈為例，可容許看書的時間，從原來的 5 分鐘延長到 67 分鐘，將近十三倍。若是檯燈亮度從 100 克勒斯提高到 200 勒克斯，成為原來的兩倍，則可看書的時間都會減半。因此，我們必須慎選檯燈的光色和亮度，畢竟影響眼睛甚鉅。

　　很多人質疑，入夜後用燭光看書、寫報告，會不會太暗而看不清楚？其實，一點也不會。上述的比較是在相同的亮度下所進行的，一根蠟燭可能不夠亮，但若一次點起 8 至 10 根，則將明亮許多。至於用燭光 OLED 看書，是否會不太習慣？剛開始也許會，但用了幾次之後，就會逐漸習慣，說不定還會喜歡上這種柔和的光色，尤其是在瞭解燭光對眼睛與生理更加友善後，更會願意使用「好光」。

新護眼兩訣竅：亮度減半、轉為燭光色

　　過去，我們常聽說，有所謂的「護眼 3 訣竅」。第一，是避免長時間用眼。第二，是要有明亮的閱讀環境，針對這一點，我想要補充說明，雖然閱讀環境要夠亮，但是，千萬不能過亮，尤其是在晚上。

　　我們研究團隊最近的研究發現，光線越亮，確實可以看得越清楚。然而，越亮更容易傷害視網膜，甚至引起發炎反應。

這也是為什麼會提出第三個訣竅，也就是每次用眼 30 分鐘，應該休息 10 分鐘。

如果每次用眼 30 分鐘、休息 10 分鐘，可以有效避免近視。可是，連續看書或辦公 30 分鐘，卻有可能造成視網膜發炎，那麼，不妨試試以下對策：「新護眼 2 訣竅」。

首先，光線不要太亮。我們的研究發現，要看清楚 12 號字體，大概只需要 40 勒克斯到 50 勒克斯的照度。如此一來，將亮度減半，可安全閱讀的時間就會加倍。其實，小學生的視力，往往比高中生、大學生、成年人及老年人還要好。當高中生或大學生需要 50 勒克斯，才能看清楚 12 號字體，小學生僅需要 5 勒克斯到 10 勒克斯即可。由此可見，太亮的環境光線，可能會傷害幼小學童的眼睛。

其次，光線不要太藍。我們的研究也發現，從富含藍光的純白光，轉為傳統的白熾燈色，可安全閱讀的時間將增加為三倍。若是轉換為燭光色，則可以提高至十三倍。

不過，須留意的是，光線會傷眼之外，到了夜晚，還會傷身。光線會影響夜晚褪黑激素的自然分泌，尤其是其中的藍光與紫光影響甚鉅。因此，我不建議任何人入夜看書、用電腦、滑手機。早睡早起，除了身體好之外，清晨看書、辦公，反而有較佳的效果。而我也堅信，讓學童多在戶外活動，可以減少近距離看書的時間，不但護眼，也更有益於身體健康和長高。

3-8　照明變成公眾健康議題

近來的研究顯示，照明已經成為公眾健康議題。事實上，早於 2004 年，史帝芬·鮑利醫師在《醫學假說》（*Medical Hypotheses*）期刊中指出，不當的夜間照明，會危及公眾的健康。這樣的推論源自於夜光的曝照，會抑制褪黑激素的分泌，進而導致已開發國家出現較高的乳癌和大腸癌發病率。鮑利醫師呼籲，我們應該多關注此論點，正如同相關的文獻所主張，以喚起社會大眾更關切這個重要的公共健康議題。

「我們一出生下來，就生活在人工照明的世界上。因此，對於光如何破壞我們二十四小時的日夜節律，並未想太多。」鮑利醫師指出，生理時鐘存在於每一個生命體中，就連最小的海藻都有一個生理時鐘，「而生理時鐘（又稱為節律時鐘）的運作，仰賴暗黑夜晚與明亮日光。」

當太陽下山之後，褪黑激素在晚上 9 點左右開始分泌，讓人逐漸產生睡意。在凌晨 2 點到 4 點之間，褪黑激素分泌量最多，可使人熟睡。到了早晨，明亮的日光則會使生理時鐘重新設定，並展開全新的一天。在哺乳類當中，則是藉由光子照射

到視網膜中特殊的細胞,來啟動這個日夜節律系統。

然而,這個節律系統近來卻受到含有藍光的人工照明所干擾,因而運作失靈,也讓越來越多科學家和醫學界人士憂心忡忡,出面大聲疾呼:「請大家重視藍光的危害!」

國際能源署揭示藍光危害

2014 年,或許可稱為人類科技史或照明史上最諷刺的一年。為什麼呢?

從 2010 年開始,國際能源署的固態照明附屬小組(IEA - Solid State Lighting Annex,簡稱 SSL Annex),召集了美國、英國、法國、荷蘭、瑞典、丹麥、澳洲、日本、韓國等 9 國成員,以及一個專家成員中國,啟動一項大型研究計畫,回顧並評估所有 LED 照明與健康相關的主要文獻。

2014 年 9 月,該小組發表一篇研究報告,名為〈固態照明潛在的健康問題〉(Potential Health Issues of Solid State Lighting)。除了光生物危害之外,該報告也一併揭示了 LED 光源在眩光、閃爍及非視覺方面等問題。例如,藍光與白光 LED 存在生物傷害問題。在 20 公分距離內,藍光 LED 只要幾秒鐘,冷白光 LED 只需要幾十秒,就會超過視網膜耐受的極限。這份報告的重要性在於:將提供各會員國各種具體建議,以落實各項固態照明質量保證方案。

針對光生物危害,這篇報告指出,應該要對所有的 LED

設備，包括 LED、LED 模組、LED 燈、LED 燈具等，進行光生物安全的評估。而所有的 LED 製造商，也都應呈報其組件所隸屬的風險組別，究竟是風險豁免的 RG0 ？低度風險的 RG1 ？還是中度風險的 RG2 ？[註]

　　該小組發現，在撰寫此報告時，社會大眾並不知道 LED 對眼睛可能會造成的風險。而屬於中度風險（RG2）的照明產品，也未被要求標示清楚。針對市售產品，例如 LED 燈，專家群建議，應將風險組別限制在低度風險組別（RG1），並限定其最近的觀看距離必須在 20 公分以上，大約是成人兩個拳頭相連的長度。

　　此外，該小組也建議，新版本的「光生物安全性分析標準」（IEC 62471），應考慮到某些特定群體，譬如眼睛或皮膚已出現狀況者、無水晶體者（aphakics）、植入人工水晶體者（pseudo-phakics），以及皮膚與眼睛對光輻射敏感的孩童和年長者。同時，此光生物安全性分析標準也應顧及到無水晶體光毒性（aphakic phototoxicity）的影響，並將範圍擴及至兩歲以下的幼兒。

　　有些廠商為了避免「藍光危害」，或追求更高效節能，開發使用紫光或紫外光 LED 芯片驅動的白光 LED。任務小組認

註 RG0（Risk Group 0），指的是光線可讓眼睛連續曝照 10,000 秒以內，而不致產生傷害。RG1 的曝照極限為 100 秒內，RG2 為 0.25 秒內，RG3 則是在 0.25 秒內，也已超過視網膜耐受的極限。

為，這些 LED 與其衍生產品的光生物安全性，皆需要仔細評估，因為它們所發射出來的光，可能殘存有紫光（V）或紫外光（UV）。因此，可能衍生的「藍光危害」或「UV 危害」，也應納入評估。

值得注意的是，LED 燈在老化之後，可能會產生過多藍光、紫光或紫外光溢射的不良後果。這是因為 LED 燈內的螢光粉會劣化，導致使用壽命比 LED 芯片還要短。當螢光粉失效，過多高能量的藍光、紫光或紫外光便會外溢，結果增加視網膜的曝照負擔。有鑑於此，任務小組認為，應仔細評估這些產品的老化問題。

由於含有藍光的人工照明已普遍出現在我們的日常生活中，任務小組針對「藍光危害」提出總結：首先，在現有的 LED 技術下，「藍光危害」是目前唯一需要考慮的光生物危害，但是使用紫外光發射（半導體結構）的 LED，則不在此限（需要有額外的考量）。其次，「藍光危害」與藍光和紫光在視網膜上所引起的光化學損傷有關。視網膜的光化學損傷，取決於累積的光曝照劑量。這種損傷可能來自於短時間但高強度的光曝照，也可能出現在低強度但長時間反覆的曝照。

另還有兩個特徵引起照明專家、眼科醫師及光生物學家對 LED 的關注，一是大多數 LED 組件都是非常亮的小光源，二是絕大多數的市售白光 LED，都呈現有一個藍光高峰。

再者，「藍光危害」與藍光視網膜輻照度（irradiance）有

關，意即 LED 的高輻射，使其對視網膜輻照度可能很高，必須審慎看待之。「藍光」對視網膜有害，源自於它會造成視網膜細胞的氧化應力。另外，「藍光」被懷疑是老年黃斑部病變的危險因子。最後提醒，千萬不能輕忽 LED 在短距離的潛在毒性，也就是在 20 公分的距離內，曝照藍光 LED 幾秒鐘，或是曝照冷白光 LED 幾十秒鐘，通常已經超過視網膜可容許曝光極限。但是，拉長觀看的距離，可以增加曝光時間，降低視網膜損傷。

實現明亮和節能的白色光源

2014 年，還發生了另一件重要大事。該年的諾貝爾物理學獎，連同 8 百萬瑞典克朗（約 70 萬歐元）的獎金，頒給了日本名古屋大學的赤崎勇（Isamu Akasaki）和天野浩（Hiroshi Amano），以及美國加州大學聖塔芭芭拉分校的中村修二（Shuji Nakamura）等三位教授。得獎理由是他們三人發明了高效率的藍色發光二極管（Blue LED），實現了明亮和節能的白色光源。

諾貝爾獎評審團宣布此項獲獎消息時，強調這項發明的實用性，並補充說明，諾貝爾獎原本設立的目的，即是為了表彰為人類帶來最大利益的發展。

「這樣的用途，正是會使阿爾弗雷德‧諾貝爾（Alfred Nobel）感到非常高興！」瑞典林雪平大學（Linkoping University）教授伍萊‧英格納斯（Olle Inganas）如是說。他同時也是諾貝

爾獎獎項委員會委員。

　　諾貝爾獎獎項委員會主席葩·戴辛（Per Delsing），亦是瑞典查爾姆斯理工大學（Chalmers University of Technology）教授。他強調，許許多多的大公司做了同樣的嘗試，都以失敗收場。但是，這三位教授堅持不懈，一試再試，最後才終於成功。

　　其實，紅光與綠光 LED，早就存在已久。惟獨藍光 LED，一直做不出來，尤其是關鍵的砷化鎵單晶，始終長不大。直到1986 年，赤崎勇和天野浩兩位教授採用了由藍寶石所做的特殊支架，才宣告成功。1990 年，當時在日亞化學公司工作的中村修二博士，也取得了類似的突破。但兩者差異在於：中村修二採取巧妙的溫度控制，而非使用異常昂貴又特殊的基材，以迅速推進這個最重要晶體的成長。拜中村的發明之賜，藍光 LED 的商化與實用化，才得以成功。

　　在藍光 LED 誕生後，RGB 三原色到齊，於是，根基於 LED 的全彩顯示，開始變得有可能辦到。高效率的藍光 LED，在結合黃色螢光粉或是綠色與紅色螢光粉之後，照明用的白光，也開始應運而生。因為比節能螢光燈更高效節能，加上壽命又更長，LED 顯示與照明的世代，於焉展開。如今，我們也才能擁有節能且壽命長的白色光源。

藍光 LED 發明人投下震撼彈

　　2010 年，國際能源署開始展開 LED 藍光危害的調查與評

估。歷經 4 年後，在 2014 年 9 月 24 日，國際能源署公布了藍光危害的諸多事證。儘管如此，同年 10 月 7 日，諾貝爾物理學獎桂冠仍頒給了與發明藍光 LED 有關的三位科學家。

一般人不一定聽過國際能源署，也很少聽聞 LED 可能造成藍害。相對的，透過全球各大媒體每年五次的得獎報導，鮮少人會沒聽過諾貝爾獎。尤其是與社會大眾息息相關的科技和發現，再加上各種商業化產品的銷售及滲透，LED 似乎變成了當代照明或顯示的「擂台主」，亦成為新科技的代名詞。此時，國際能源署的這份報告，不僅未能與諾貝爾獎頒獎形成五五波的對峙，更未引起太多關注。

不過，相隔不到一年，情勢出現劇烈變化。2015 年 7 月，中村修二出席《日經亞洲評論》（*Nikkei Asian Review*）所舉辦的氮化鎵（GaN）技術論壇。在論壇上，他承認，藍光 LED 確實有藍光危害問題，譬如引起失眠，甚至還語出驚人：「使用藍光 LED 芯片的白光 LED，遲早將從市場上消失！」

中村修二身為藍光 LED 的發明人、LED 產業的催生者，同時也是諾貝爾獎物理學獎得主。他所說的這番話，對 LED 產業而言，無意於投下了一顆震撼彈，震驚了整個產業。

為避免藍光所引起的危害，中村修二合夥創辦的 Soraa 公司，開發了一種紫光 LED 芯片，同樣可驅動螢光粉而獲得所要的白色光源，而且更高效節能。有些產業人士認為，中村修二的此次言論與態度轉變，完全牴觸了他先前的成就，甚至懷

疑他是為了宣傳 Soraa 公司新開發的紫光 LED，才發表這樣的聲明。

不過，很明顯的，發明藍光 LED 的中村修二，已開始體認到藍光 LED 的可能危害，並積極尋求解決之道。現在的問題是，使用紫光 LED 芯片會是解決方案嗎？我們都知道，藍紫光亦是損傷眼睛的一大危險因子。國際能源署的報告也指出，紫光或紫外光 LED 驅動的白光，會有諸多光生物安全的顧慮，必須經過仔細評估，因為它們可能殘存有紫光或紫外光。

蘋果舉動承認藍光的危險

當越來越多顯示器使用者表達他們對藍光影響健康的疑慮後，製造商們想盡各種辦法，並提供諸多解決方案，以減少曝照。

全球第一大的科技公司蘋果，又是如何看待藍光危害這件事？2016 年 1 月 19 日，國際媒體報導，蘋果在其手機作業系統中，加入了一項藍光減少的功能。此舉被各界視為是蘋果首度承認藍害的存在。只是，稍後有研究指出，其效果有限。根據我們的計算，結果的確是如此，從純白變成暖白的背光，只會稍微減少可能發生的傷害而已。

2016 年 3 月 21 日，蘋果發表了 iOS 9.3 作業系統，可在數百萬台的 iPhone 和 iPad 上，執行「夜覽模式」（Night Shift Mode）的功能。也就是說，在太陽下山時，可自動減少螢幕的

藍光，進而顯示有較多橙黃的暖白光色，以減少螢幕顯示對眼睛的刺激。

「蘋果在其操作系統更新版當中，添加了藍光降低功能。這是主要製造商首次承認：『藍光對健康有害。』」2016 年 3 月 29 日，《勒克斯評論》（*Lux Review*）上的一篇報導指出，蘋果的作法，意味著承認藍光的危險。

「在介紹『夜覽模式』的功能時，蘋果公司暗示，如果您碰巧熬夜使用智慧型手機或平板電腦，切換成『夜覽模式』，會幫助您更容易入睡。」美國的科技新聞及媒體網路「The Verge」專欄作家伊麗莎白·洛帕托（Elizabeth Lopatto）認為，「夜覽模式」的功能和抗藍光護眼軟體 f.lux 很類似。其實，有許多濾藍光 App，也有類似的功能。若真要區分有何不同的話，那就是，蘋果將「夜覽模式」的功能內建到其作業系統中，主動為更廣大的客群開啟這項功能。

可是，將螢幕的冷白光調成暖白光，真的會有助於改善睡眠嗎？在過去十多年的「光與癌」等多場演講中，聽眾最常問的一個問題是：「濾藍光 App 有用嗎？」而我的答案是：「是的，有用！但是，要看哪一種。」有的濾藍光 App 效果比較好，有的比較差。不過，如果過濾掉藍光之後，仍然還是暖白光的話，也都只是「五十步笑百步」，甚至是「八十步笑百步」，聊表安慰罷了。

可喜的是，蘋果為避免入夜藍害，於 2020 年 5 月宣布 iOS

13 作業平台推出「暗黑模式」（Dark Mode），各種介面元素變深色，並轉換成「黑底白字」，讓消費者晚間使用更舒適。這是蘋果的作業系統首度支援「暗黑模式」，蘋果亦允許開發人員在程式中整合「暗黑模式」，並可設定讓程式在日落時或特定的時間切換成「暗黑模式」，就像人類一樣擁有日夜節律的系統。至於成效如何，且讓我們拭目以待。

3-9　健康的用光應該是⋯⋯

　　究竟,我們需要怎樣的照明?使用哪一種照明光源,才是健康的用光?從身體健康的角度來看,我們需要的照明是:「白天亮、晚上暗」,更精確的說法是:「白天明亮、晚上暗黑」。白天明亮,可以有效啟動生理時鐘,分泌「醒來激素——可體松」,讓人充滿活力、精神奕奕,讀書和工作都有效率。晚上暗黑,有利於身心休息、細胞修補,並使天然安眠藥褪黑激素可大量分泌。

　　從眼睛健康的角度來看,白天工作,像是穿針引線、繪圖照相,或是其他需要注意安全的事務,光線必須要夠明亮,但仍不能一次注視過久,以免造成眼睛過度疲勞。白天看書,光線要充足,但同樣不宜太亮和看太久,過亮反而會導致看不清楚。

各種照明光源比一比

　　為了入夜能夠擁抱暗黑,我既不建議、也不鼓勵入夜長時間看書或工作。真的萬不得已時,請以選擇橘白光(色溫在

2,000K 以下）為首選，盡量避免使用黃白光或是所謂的暖白光（色溫在 2,500K 至 3,000K 之間），更別挑選純白光或是冷白光（色溫在 5,000K 到 7,000K 之間）。

　　帶有藍紫光（或叫靛光）、紫光，甚至是紫外光的光源，特別是螢光燈或謬稱的省電燈泡，對眼睛並不友善，不適合用來看書或長期閱覽。除了不適宜作為白天的照明光源外，就連入夜後更要嚴格禁止，因為它們對生理也不友善，同樣會嚴重抑制褪黑激素的分泌。

　　若是為了追求省電呢？熱光型的照明光源，例如白熾燈泡，比較耗電。相對的，冷光型的照明光源，像是螢光燈或緊湊型螢光燈管、LED 以及 OLED，則較為省電。

　　假如是考量價格的話，則白熾燈泡最便宜，其次是螢光燈，LED 比較貴，OLED 最貴。

　　如果是強調健康用光的話，那麼，哪一種才是全方位友善的照明光源呢？答案是非 OLED 莫屬。從下頁（表二十）中可以看出，無論是對眼睛、生理（褪黑激素分泌）、文物、生態（昆蟲）、夜空與環境，低或超低色溫 OLED 都是友善的照明光源。未來，等到第五代（Gen-5）生產線開始量產之後，OLED 燈片的價格將會再顯著下降，加上其他功能的提升，將可望成為室內照明、戶外路燈的首選。

表二十：選擇照明光源的依據

| 光源 | 色溫 | 節能 | 價格 | 友善特性 | | | | | | 眩光 | 高熱 |
				眼睛	生理	文物	昆蟲	夜空	環境		
白熾燈	低	5	1	2	2	2	4	2	1	2	5
	高	2	2	5	5	4	5	4	5	3	2
螢光燈	中	2	2	5	5	4	5	4	5	3	2
LED	高	1	3	4	4	5	4	5	3	5	3
	中	1	3	3	3	3	3	3	3	5	3
	低	2	3	2	2	2	2	2	3	5	3
OLED	高	2	5	4	4	4	4	4	1	1	1
	中	2	5	3	3	3	3	3	1	1	1
	低	2	5	2	2	2	2	2	1	1	1
	超低	2	5	1	1	1	1	1	1	1	1
備註	數字越小越好：1代表相對最佳、5代表相對最差										

資料來源：作者周卓輝

3-10　好光行動計畫

　　對多數現代人而言，藍光可謂無所不在。無論是日光燈管、節能照明設備，或是手機、電腦、導航系統及電視機的螢幕，甚至是陽光，都含有藍光。雖然藍光並非百害無一益，但不可否認的是，藍光所帶來的危害，已廣受關注與討論。

　　每當我受邀演講，有聽眾問起藍害時，我總是一言以蔽之：「一個藍光，兩種傷害，（如果長期使用）不分日夜傷眼睛，入夜之後再傷身體！」因此，為了我們自己和下一代的健康著想，我們需要選好光、用好光，也懇切呼籲產官學界與社會大眾，相揪力挺「好光行動計畫」。

業者鴨子划水，研發燭光 LED

　　在我看來，「好光行動計畫」需要有科技業者大力支持。可是，難道 LED 業者都拒絕承認 LED 藍害嗎？其實不然，並非每位 LED 學者、業者都拒絕接受藍害這個事實。至少藍光 LED 發明人、同時也是 2014 年諾貝爾物理學獎得主中村修二博士，於 2015 年公開演講中，直指 LED 的藍光問題，值得公

眾關注。

但是，LED 藍害問題真的無解嗎？此外，既然無藍害的橘白好光，潛藏龐大商機，為何業者又甘願坐失良機呢？

清大 OLED 照明研究團隊有三年時間，執行科技部能源國家型計畫，主要目標是研發出壽命長、高效率、無藍害的燭光 OLED。執行期間，我們每一年都要接受兩次的績效審查，其中包括必須完成審查委員要求 110 流明瓦的效率目標。

在第三年的審查會議結束後，某位委員私下告訴我：「周教授，我是 LT 的郭協理，我們也有在做燭光 LED……。」他坦言，之前審查到清大照明研究團隊的燭光 OLED 計畫後，立即交代廠內研發人員趕緊研發燭光 LED。

另外，他還進一步透露說：「關於 110 流明瓦效率，我本來不相信你們可以完成這個目標，尤其是在前兩年，你們的效率距離最終目標值還很遙遠。怎麼一轉眼間，在第三年一開始就已經達標？因此，我認為這個數據可能是造假，於是交代屬下察看你們的研究報告，希望查出哪裡做假？結果沒想到，屬下回報該數據應該是真的，並無造假。他說，你們已經在著名國際期刊發表了類似的技術與研究論文，只是光色不同而已。但憑著這些基礎，將光色做適當的調整，再衝刺一下，確實是可以達標的。」

這位審查委員很高興看到我們的研究技術有所突破，彼此也交換了名片。後來，透過聯繫與安排，我於 2013 年 1 月

7日受邀到他們的公司演講及拜會。的確，他們也做了燭光LED。精確的說，他們有接到燭光LED的訂單，但是交不了貨。

「為什麼？」我問他們原因。

「我們可以利用二次吸收，消除LED過多的藍光。如果再不行的話，我們還能添加紅色螢光粉，這樣就可以把光色調成像燭光般。只是紅色螢光粉的價格昂貴，是傳統螢光粉的十倍。」

「喔！這樣還能賣嗎？」我追問。

「可以！」他們斬釘截鐵的說沒問題，即使是貴一些，客戶還是想要購買。

「那不是很好嗎？」

「沒辦法！我們無法出貨。」他們解釋說，客戶要求的是「一片」的燭光，並非「一點」的燭光，而LED卻是點狀的光源。後來，客戶退而求其次，只要是「一條」的燭光也可以接受。但是，這家公司還是辦不到，無論是「一片」或「一條」，就是做不出光色均勻的燭光，所以既出不了貨，也接不了單。

根據我多年觀察，儘管沒有LED業者敢對外公開承認藍光危害的問題，然而，私底下，卻是猶如鴨子划水般動作頻頻。如今，鋪排在歐洲燈具店家、吊掛在PUB、精品店、高級餐廳仿古典的燈絲燈或是仿燭光的燈絲燈，在在說明：「我們要柔暖的橘白好光，藍害請遠離我們。」

科技大廠紛紛加入好光行動計畫

事實上，近年來，已有越來越多科技大廠紛紛採用各種濾光技術與解決方案，期能減少曝照，降低藍光對人眼與健康的傷害。

美國專欄作家凱莉‧施萊娜（Keri Schreiner）在她撰寫的一篇文章〈剖析對於藍光的回應〉（Dissecting the Response to Blue Light）中，詳列了蘋果、三星（Samsung）、LG 等科技大廠面對藍害議題的因應之道。這篇文章已發表於國際資訊顯示學會發行的《資訊顯示》（*Information Display*）2020 年 1、2 月號刊物上。

首先是，智慧型手機朝向「暗黑模式」發展的趨勢。例如，蘋果公司早於 2016 年在大多數的 iPhone、iPad、MacBook 及 iMac 型號上提供「夜覽模式」的功能。不過，2018 年，美國倫斯勒理工學院照明研究中心（Lighting Research Center at Rensselaer Polytechnic Institute）曾針對「夜覽模式」的有效性進行研究，結果發現，僅有改變螢幕顏色，而未降低亮度設定，並不足以減輕夜間使用 iPad 時，對抑制褪黑激素分泌的影響。

除了「夜覽模式」之外，另一種作法是採用顯示器顏色內轉器，也就是所謂的「深色主題」功能，將螢幕背景的標準設定由淺色背景和深色字體，更改為淺色字體及深色背景，進而減少亮度。目前，包括蘋果的 macOS Mojave、iPad OS 13，和

微軟的 Windows 10，以及 Google Chrome 瀏覽器、Android 9 等版本，皆提供「深色主題」功能。2020 年 5 月，蘋果更宣布直接在 iOS 13 作業平台推出「暗黑模式」，以因應時代所趨。

也有業者採取顯示器濾光器的作法，有的是用軟體，有的則是用塑膠薄膜或塗層。這種顯示器濾光器的作用類似蘋果的「夜覽模式」，可透過切換至紅光到黃光的光譜，或是在螢幕上使用紅色或黃色的濾光片，來產生較溫暖的光色。例如，微軟的 Windows 10 系統可以透過使用「放大鏡」（Magnifier）的設定，或 NegativeScreen 之類的應用程式，來反轉螢幕背景的顏色。

另一種解決之道是研發有機發光二極體（OLED）技術。2019 年 2 月，三星電子旗下的面板廠 Samsung Display 推出 Galaxy S10 系列手機，採用新一代最先進的 OLED 面板技術，並首度搭載 Dynamic AMOLED 螢幕。這是首款將 AMOLED 面板應用於中小型 OLED 顯示器的商業產品，標榜可大幅減少智慧型手機的有害藍光，將藍光發射率降低至 7％，並獲得德國萊因（TÜV Rheinland）集團授予的 AMOLED 顯示器「眼部舒適度」（Eye Comfort）認證。根據三星的數據顯示，現有 OLED 面板的藍光發射率為 12％，LCD 面板的藍光發射率為 18％。

除了手機外，Samsung Display 也將此一新技術應用於其他中小尺寸的 OLED 顯示器上，包括筆記型電腦。例如，

Samsung Display 已將 15.6 英寸 AMOLED 筆電顯示器用的藍光發射率有效降低至 8%，也取得德國萊因集團的「眼部舒適度」認證。

2019 年 7 月，LG Display 的 OLED 電視面板亦獲得德國萊因集團的「眼部舒適度」認證。測試結果顯示，其 65 英寸顯示器的藍光為 34%，低於德國萊因集團「眼部舒適度」認證的 50% 門檻。除了 LG 自家電視外，LG Display 生產的面板還將應用於索尼（Sony）、海信（Hisense）、國際（Panasonic）、飛利浦（Philips）等其他知名大廠的 OLED 電視。

立即採取行動，恢復日亮夜暗生活

顯見，製造商以各種方式試圖減輕社會大眾對顯示器發出藍光的擔憂。雖然這些解決方案可能會消除一些有害藍光，但不能完全抵消藍光對晝夜節律的影響。關鍵在於：藍光對褪黑激素分泌的抑制作用，還取決於時機（timing）、持續時間（duration）和強度（intensity）等三個重要因素。

可是，光靠科技業者減少藍光的措施還不夠，民眾自身也必須立即採取行動，響應「好光行動計畫」。首先，正如法國國家研究機構「建築科學與技術中心」（Scientific and Technical Center for Building）照明和電磁場部門主管克里斯多夫‧馬丁森斯（Christophe Martinsons）所指出，考量到所有波長的光或多或少都會對生理時鐘產生某種程度的干擾，「入夜

之後，減少在顯示器前面的時間，並降低其亮度，應該可以降低夜晚的總曝光量。」

但如果在晚上就寢前，仍必須使用燈光的話，建議可以選擇不含藍光和紫光的燭光 OLED，以免造成視網膜發炎和抑制褪黑激素的分泌。

另一個重要行動是努力恢復日亮夜暗的對比情境。美國湯瑪斯・傑佛遜大學（Thomas Jefferson University）神經學科助理教授約翰・漢尼芬（John Hanifin）鼓勵人們採取實際行動，包括：白天要走出戶外、晚上睡覺的環境要暗黑，以及要小心睡覺環境的指示器燈光與光毒。

選好光，用好光，真的一點都不難！想要顧眼又護身，現在就馬上起而行，你我都能做到！

光電小知識

● 如何減少電腦螢幕對眼睛的傷害？

電腦、平板或手機螢幕，一開始的設計就有問題，其錯誤在於，將不必要的光照射到人眼，尤其是在閱讀或打字時更為嚴重。

在傳統的紙本世界中，「白紙黑字」是理所當然的，一來是書寫用的炭墨普遍，二來是黑白對比清晰，易於辨讀。但是，白紙只反射光，不會直接發光而引發光害。相對的，白色電子螢幕是整片在發光，雖然「白光背景」與無光的「黑字」，可以產生雷同紙本的對比效果，可是，「白屏黑字」（如右圖1）較傷眼和傷身，因為閱讀或打字時，無用卻有害的光線，仍不停對著眼睛照射。

若是要有足夠的對比，其實很簡單。只要將螢幕背景由白轉黑，再將字體由黑轉白即可。如果現在看的是紙本書籍，將很難體會這個例子的效果。但使用電腦或平板螢幕時，試著改用「黑屏白字」（如右圖2），應該可以消除眼睛的壓力，並緩解不適感。

如果還記得波長617奈米的黃橘光對視網膜和褪黑激素分泌最為友善，那麼，再把螢幕從「黑屏白字」轉換成「黑屏橘字」（如右圖3），將能大大減少螢幕光害，護眼和顧身的效果尤佳。

白雪公主後傳

「我無法理解，卡蜜拉有什麼好的。」年近40，肌膚開始透黃的白雪公主，眉頭深鎖的問白馬王子。

「白屏黑字」易傷眼、傷身

圖1：「白屏黑字」易傷眼、傷身

白雪公主後傳

「我無法理解，卡蜜拉有什麼好的。」年近40，肌膚開始透黃的白雪公主，眉頭深鎖的問白馬王子。

「黑屏白字」較護眼、顧身

圖2：「黑屏白字」較護眼、顧身

白雪公主後傳

「我無法理解，卡蜜拉有什麼好的。」年近40，肌膚開始透黃的白雪公主，眉頭深鎖的問白馬王子。

「黑屏橘字」最護眼、顧身

圖3：「黑屏橘字」最護眼、顧身

● 陽光不也是有藍光嗎？

　　每當我苦口婆心說明藍光與藍害時，難免會遇到有人反駁說：「陽光不也是含有藍光？彩虹七色不也是有藍光？如果說藍光有害，那豈不是指陽光、彩虹也有害嗎？」

　　的確，藍光絕非一無是處！少了藍光，成不了彩虹七色。正午前後的日光也都偏白，而且含有很多藍光。因此，人類與萬物都需要白光。白天的陽光很強，主要是供植物成長之用。而人們看的是間接光，經過將近 3 次反射後，此時光線，尤其是藍光強度已大幅降低，藍害也隨之減少。事實上，過多的藍光或富含藍光的白光之所以令人詬病，主要是出現在錯誤的時機，尤其是在黃昏後萬物需要休息的時候，並不需要那麼多藍光。

● 紫光對眼睛的傷害比藍光小嗎？

　　我們常說，藍光傷眼。其實，容易傷害視網膜的，不只是藍光，還有更嚴重的靛光和紫光。但因為通稱為「藍害」，往往會讓人忘了紫光的危害更烈。

　　光子帶有能量，它的波長若是越長，像是紅光，則能量越小；相對的，它的波長若是越短，比如藍光、紫光，則能量越大。日光燈內的藍紫光或紫光對視網膜的殺傷力不亞於藍光，因此，含有紫光的螢光燈，通常也會被列為「有問題」的光源。

● OLED 與 LED 有何不同？

　　從字面上來看，OLED 和 LED 的區別，僅在一個「O」
（organic，有機）。也就是，前者為有機發光二極體，後者則
是發光二極體。廣義上，LED 包含 OLED。而狹義上，LED 乃
是指著「無機發光二極體」（inorganic LED，簡稱 iLED）。儘
管只是「有機」與「無機」的不同，但光是這一點「基本」的
差異，使得兩者在製作上、應用上、品質上有著天壤之別。

OLED 與 LED 的比較

	OLED	LED
基本特性差異		
發光材料	有機分子為主	無機元素
光源特性	平面、分散	點型、集中
光譜特性	連續、擴散	離散（discrete）、尖銳
光色特性	均勻	不均勻
二極體的製作	各種乾或濕式鍍膜製程	磊晶成長
模組製作	批式或連續	批式
高溫散熱	容易處理	須謹慎處理
色溫特性	涵蓋所有色溫	色溫偏高
超高演色性	容易獲得	不易獲得
自然光相似性	極高	普通
全光譜可行性	極高 光譜波段數無限	低 受限於藍光驅動螢光體技術， 光譜波段數有限

燈具特性		
白光組成	任意個白光互補染料	藍光驅動黃色螢光體
能量效率	遠勝白熾燈，接近螢光燈	部分與螢光燈相近
壽命	目前尚可	佳（但仍視狀況而異）
成本	目前甚高	尚可（遠較白熾燈高）
環境友善	無汞	含砷
光色均勻性	極佳	不佳
亮度均勻性	極佳	不佳
眩光問題	無（在高亮度下則不然）	嚴重
閃爍問題	無	無（但有例外）
藍害問題	可完全避免	難以避免
紫外線	無	無（紫外線驅動的則例外）
紅外線	無紅外線放射，故為「冷」光	無紅外線放射，故為「冷」光
夜空光害	輕微（但仍視色溫、亮度而異）	嚴重（除非移除藍光）
適用場合	一般、室內外	聚焦、車頭指向
需注意事項		
燈具使用時	燈面微熱	燈背高溫
生產時	有機分子粉塵飄逸吸入問題	毒性無機原料溢出吸入問題

　　與螢光燈原理類似，典型 LED 晶元並不能單獨用為照明，而是必須搭配螢光粉，利用螢光粉寬闊的光譜，以形成比較像自然日光的光譜。這是因為個別 LED 晶元的波段極窄，即使集合紅光到紫光全部 6 個波段的光色，仍然無法拼湊出猶如自然光般柔和且連續的光譜。

　　因此，OLED 和 LED 究竟有何差別？簡單來說，無論是 OLED 或 LED，只要富含藍光，就容易傷眼、傷身（生理）。目前，OLED 已可以輕易做到低藍害或無藍害，而 LED 也慢慢跟上了。OLED 可以做到如蠟燭般的光色，但 LED 還差一小截！

第四章

五個預防方法，

三個簡單動作

4-1　預防方法

　　現代人受到「光毒」危害嚴重，但多數沒有警覺。目前，已知的光害，包括：眩光、頻閃所產生的不舒服；人造夜光破壞動植物生態，並汙染夜空；藍光和紫光照射，引發視網膜發炎、黃斑部病變，干擾褪黑激素的自然分泌，以及導致知名畫作與文物慘遭「變色」的命運。

　　但由於這些危害是漸進式的，像是溫水煮蛙般，而讓人失去了警覺與防範之心，以至於罹患各種「夜光引致的疾病」。其實，要預防藍光危害，簡單到不能再簡單的五個預防方法便是：

預防方法一：黃昏後燈關暗

　　到了傍晚時分，先把家裡的電燈逐漸關暗。如果不太習慣這樣做的話，至少也要在睡前 2 小時把燈關暗，並提醒自己要放輕鬆，以培養睡意。

預防方法二：室內照明改為橘白光

　　室內照明不能再只是考慮視力或裝飾效果，照明也必須要

對生理時鐘友善。我們的身體需要在暗黑中的睡眠，以便褪黑激素能自然且充分的分泌。因此，在設計或應用室內外照明時，應該要使用無藍害的光源。夜間如果需要照明，也應該要把燈光調暗，消除藍光，並採用偏黃橙色的光源。

預防方法三：睡前不滑手機和平板電腦、不看桌上型電腦及電視，改用「聽」電視

夜晚照光，尤其是智慧型手機、平板電腦、桌上型電腦、電視及日光燈的藍光，除了傷眼之外，還會妨礙褪黑激素的自然分泌，影響睡眠品質。這也是現代社會中，致使成年人、年輕人，甚至是青少年嚴重失眠的一大主因。

人體到了夜間會自行分泌褪黑激素，是用來告訴大腦「晚上了，該睡覺了」。而手機、平板電腦等發出的藍光，會抑制褪黑激素分泌，所以建議睡前避免滑手機和平板電腦，就連電視最好也是改用「聽」，來取代「看」電視。

預防方法四：睡覺關燈，不開小夜燈，保持暗黑環境

只要能增加暗黑時間，就能幫我們的健康儲蓄。擁抱暗黑，除了睡前提早把燈關暗之外，更重要的是，睡覺時關燈，不開小夜燈，以確保臥室全暗。萬一無法保持完全暗黑的環境，戴上眼罩睡覺，也有助於換取好眠。

預防方法五：年長者可考慮徵詢專業醫師的意見，補充分泌不足的褪黑激素（惟台灣還未開放進口）

褪黑激素補充劑可用來幫助成年人改善他們的睡眠障礙，包括失眠、時差以及和輪班有關的睡眠問題。在美國，褪黑激素是許多人使用的天然保健品，僅次於魚油／Omega-3 脂肪酸、葡萄糖胺／軟骨素、益生菌／益生元。

目前，在美國、加拿大和一些歐洲國家，民眾可以直接在藥妝店的架上買到各式各樣的褪黑激素保健品。但在有些國家或地區，則需要有醫師的處方才能使用。事實上，美國睡眠醫學會也「不建議」把食品級的褪黑激素作為治療失眠使用，台灣也沒有合法販售。

畢竟，人本來就會分泌褪黑激素。服用褪黑激素補充劑，只是「治標」；讓褪黑激素可以自然又大量的分泌，才是「治本」。因此，逐漸養成「入夜堅守暗黑」的好習慣，以及適時適量補充已經缺少的褪黑激素，或有「標本並治」的一天。

4-2　簡單動作

　　3C 產品的使用，已成為現代人生活中不能缺少的一環。可是，如果不當使用，光也是一種毒。許多研究顯示，大量暴露於 3C 產品螢幕所發出的藍光下，不但可能傷害視網膜，造成視力模糊及減退，引起黃斑部病變，嚴重的話，甚至可能失明。此外，研究證實，藍光也會打亂大腦分泌褪黑激素的正常節律，使人睡不好、睡得短。因此，想要避免「藍害」與「光毒」，除了選用無藍害燭光 OLED 照明之外，其實，還有三個簡單動作，可以幫助自己隨時護眼又顧身。

簡單動作一：調降亮度

　　很多人使用電腦或智慧型手機時，很在意螢幕太暗，看不清楚，對於螢幕畫面太亮，卻很容易習以為常而不自覺。我們的眼睛雖然可逐漸習慣明亮的刺激，但是畫面太亮，對眼睛是一大傷害。

　　手機的使用條件不同於電腦，電腦多半都是在室內的固定環境中使用，手機則是由使用者帶著到處走，隨著周圍環境的

亮度不斷變化，螢幕畫面的辨識程度也會跟著改變。當我們打開手機，第一眼會覺得「好亮、好刺眼」時，務必要趕緊調降螢幕的亮度，以減少光毒害。

不過，光是調降亮度，並不會減少藍光含量的比例。根據清大 OLED 照明研究團隊的實驗結果顯示，以手機 OLED 螢幕的背光為例，必須要將整體亮度調得夠低，譬如從 100 勒克斯調降至 10 勒克斯，並讓色溫從 6,000K 調低到 1,800K，才能明顯消除藍光所帶來的危害。

要減少藍光對眼睛的傷害，除了調整手機亮度外，也盡量不要在大太陽下看螢幕，非不得已就先走到陰暗處再看手機。夜間或在室內滑手機，務必調降螢幕亮度，使得手機跟背景「一樣暗」，以維持視覺平衡跟視覺清晰度，並減少藍害。

簡單動作二：調減藍光

盡量阻隔或遠離藍光的光源也很重要。根據克卜勒定律，光的強度和光源的距離平方成反比，所以和光源拉開兩倍的距離，就可以降到四分之一的強度。若無法拉開距離，有些人則會使用濾藍光 App、選擇配戴防藍光眼鏡，或在螢幕貼上濾藍光貼膜，以避免藍光傷眼。

濾藍光 App 有用，只是不同的 App，採用了不同的手段。有一些濾藍光 App 是「假的有效」，原因在於這類 App 不分

青紅皂白地調降了所有光線的強度，無論是有害的藍光或無害的紅光都調低，說穿了，只是調降整個畫面的背光強度，因為調暗亮度可以減少光害，所以說它們有用。不過，以「濾藍光」的效果而言，它們並未做到，所以說這類濾藍光 App 的有效是假的。另有一些濾藍光 App 則是「真的有效」，因為它們會把真正有害的藍光濾掉一些，而盡量保留較無害的綠光，以及無害的紅光。

　　同樣的，市面上販售的抗藍光、濾藍光貼膜，多數僅是降低光亮，濾掉藍光的效果較弱。無論是濾藍光 App、抗藍光或濾藍光貼膜，要分辨是否有效，最佳的測試方法，就是測量白光穿過之後的顏色或色溫是否改變。

　　如果光色由純白轉為黃白或橘白，或是色溫降低很多，代表可有效濾掉藍光。最好的結果是，藍光濾除多而亮度衰減少，畢竟，還是要有足夠的亮度，才能閱讀清楚，避免眼睛疲勞。可是，假如濾藍光貼膜只是和汽車隔熱紙或墨鏡一樣，任何一種光都過濾掉一些，並未特別針對藍光加以過濾，則意義很小，與直接調暗螢幕的作用沒有兩樣。

　　戴上濾藍光眼鏡看電腦或手機螢幕，確實可以讓眼睛感到比較舒適，降眼壓，緩解眼睛脹痛。好的濾藍光眼鏡，可有效濾除有害的藍光，包括更有害的紫光。對於需要長時間使用電腦的人，包括法官、醫師、軟體工程師、文書人員、

作家、攝影師、研究人員，或是拚升等、拚寫論文的教授，建議選配可濾除 60％、80％藍光的鏡片，才是較佳的選擇。可濾除 80％藍光的鏡片，用肉眼看會是茶色或褐色，如果顏色非常淡，則可能沒有濾除足夠藍光的功能。

濾藍光眼鏡，常見有三種形式。一種是在有度數的近視鏡片上鍍膜，而可以過濾藍光、紫光；第二種是夾戴型，在一般眼鏡架上，夾上可翻覆式的濾藍光鏡片；第三種是沒有度數的濾藍光眼鏡，尺寸比一般眼鏡大，像是做實驗用的安全眼鏡，可以直接配戴，只是一次配戴兩個眼鏡的重量，會讓鼻樑不舒服。

至於一般墨鏡鏡片，可否用來過濾藍光？在清大指導曙光女中的專題研究發現，一般暗灰色墨鏡，確實可以濾除很多的光線，讓眼睛免受強光之害，惟其不問好光或壞光，通通濾除。結果是，這種墨鏡雖然可以保護到眼睛，卻有可能因為濾除過多的光線，致使視線不良，產生行動上的危險。

簡單動作三：減少使用時間

電腦或手機螢幕光線太亮會傷眼，太暗也會影響視力，因為亮度降低、影像顏色失真，反而要看得更用力，容易讓眼睛疲勞，近視加深。想降低藍光對眼睛傷害，最重要的仍是控制 3C 產品使用時間及方式，尤其是睡前滑手機，本來就

不是健康的行為，應該要把手機螢幕調暗，或是在就寢前 1
到 2 小時關機，讓眼睛有充足休息的機會。

　　「抗藍光」並非不必要，但少滑手機，減少 3C 產品使用
時間，多到戶外走走，才是保護眼睛和身體健康的不二法門！

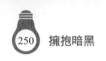

4-3　我們還可以做什麼？

　　你相不相信？只要願意，一個平凡的人，也可以改寫歷史，至少是歷史的一部分。

　　「一個小孩，一位老師，一枝筆，一張紙，可以改變世界。」2014 年，巴基斯坦女孩馬拉拉・尤蘇芙札伊（Malala Yousafzai），因挺身爭取女權和女性受教育權，而獲頒諾貝爾和平獎。這一年，她年僅 17 歲，是諾貝爾獎歷史上最年輕的獲獎者。不過，獲得諾貝爾和平獎並非她的目標，她的目標是：「希望每個小孩都能接受教育」。

　　同年 10 月 29 日，馬拉拉再獲肯定，贏得世界兒童獎基金會（World's Children's Prize Foundation）頒發的世界兒童獎（World's Children's Prize），成為世界上第一位在同一年榮獲諾貝爾和平獎和世界兒童獎的人。

　　當人們認為孩子接受教育是理所當然，女性也不應該有例外的時候，在巴基斯坦卻出現了例外。而一個年輕女孩馬拉拉的挺身而出，甚至因此而遭到槍擊，卻震撼了全世界。

理所當然的事，在這個國度裡，卻非理所當然，竟然是要用勇氣加上性命去爭取。然而，這個年僅 17 歲的女孩，她做到了。

效法馬拉拉爭取權益的精神

馬拉拉的故事告訴我們，就連基本的受教權，也是需要極力去爭取的。有權利去爭取的，並不限於成年人，而由當事人、權利受害者挺身而出，就再正當不過了。如今，我們的暗夜被光亮的照明入侵，我們擁抱暗黑而有健康的權益遭到剝奪。受害的人，不光只有我們自己和小孩，當然還包括我們認識與不認識的所有人，以及未來的世代子孫。大家都是受害者，都有資格挺身而出，為去除藍害、光汙染而說話和採取行動。

2012 年，為了解決藍害傷眼、傷身及致癌問題，同時顧及人們對照明的需求，我們 OLED 照明研究團隊發明了無藍害的燭光 OLED 技術。2014 年，有學者在國際知名的《臨床醫師癌症期刊》引用了我們燭光 OLED 的創新發現。

同一年，《臨床醫師癌症期刊》刊載了〈現代世界電力照明引發乳癌及節律破壞〉研究報告（P.024）。史帝芬斯等學者指出，長期夜光曝照，猶如無形的空汙，光害悄然形成。而光害導致的乳癌與攝護腺癌，除了在國人死因首位的癌症

名單上榜之外，其死亡率也持續上升中。此外，光害可能引發的心血管疾病、糖尿病，也入列在國人十大死因之中。

為了消弭光汙染和藍害，我們每一個人都應建立正確的認知，而且身負重任，必須將這些知識告訴家人、朋友，特別是呼籲執政當局、掌權者，因為他們有責任推動相關法令與政策，以維護公眾的健康及福祉。除此之外，還有哪些是我們可以採取的實際行動？

建立無藍害的夜景城市

首先，我們應該努力打造一座無藍害的夜景城市，這可以透過鄉鎮、村里或社區居民凝聚共識的力量來推動。

以往，世界各國政府推動城市觀光時，有些偏愛以璀璨不夜城吸引觀光客，像是日本函館、香港太平山、義大利那不勒斯，都名列世界級夜景城市。尤其是北海道函館市的知名夜景，更是由當地政府輔導，補貼店家和居民電費，才能維持這一龐大的觀光商機。當然，以現在光汙染、藍害的角度來看，這樣的作法已經是過時且不適當的示範。此外，就連香港也是全球光汙染最嚴重的城市之一，這也不再是什麼值得光彩的事。

我們認為，因應之道是努力轉型為光線黯淡柔美的無藍害夜景城市；再不然，重新建立一個無藍害的夜景標竿城市，

也是可行的作法。可以預見的，未來若有這麼一個無藍害又獨具特色的村里、鄉鎮，除了居民、生態變得更健康之外，其所帶動的觀光及文創商機，勢必非常可觀，值得一試。

推動立法，保護民眾免於光害

針對光汙染和藍害，美國能源署的行動為何？他們期許，在 2020 年之前，科技界可以開發出新的「光質指標」，其中特別包括如何量化光源對「健康」的影響。一旦新科技可以量化光汙染與藍害，未來，光汙染、藍害嚴重的顯示器與照明產品，將無法上市或上架販售。要不然，也應該要求廠商必須在產品上張貼警告標誌。

事實上，光線照射所造成的視網膜發炎，早已經可以量化。而光線曝照所抑制的褪黑激素分泌量，亦可經由量化而得出結果。換句話說，美國能源署對健康有關「光質指標」開發的期許，遠在 2020 年之前就已實現。

接下來另一波的行動，應該是如何制定相關的標準與法規，以使下一世紀的 3C 與照明產品，對人們是友善的，進而促使戶外的霓虹廣告與路燈等等，也應對生態與夜空是友善的。同時，針對不良的產品，應該建立退場機制。至於眼睛還在發育的幼童，受到光汙染與藍害的影響更大，更迫切需要立法保護他們，就像是非成年人不得飲酒、買酒、抽菸及

買菸一樣。因此，在講求民主的台灣，我們應積極要求立法委員著手處理「光害防制相關立法」，這不僅是大勢所趨，而且刻不容緩。

挺身而出，向光毒和藍害說「不」！

拜新光源科技 OLED 之賜，現在，我們可以擁有白天工作需要的亮白光色，一直到黃昏後晚餐需要的浪漫燭光，以及讓人身心充分放鬆的柔美夕陽餘暉。燭光 OLED 除了符合生理節律、具有無藍害照明的優點之外，還能讓人們享受節能且潔淨（無懸浮微粒汙染）的光源，甚至可以重拾一萬兩千年前的油燈或是五千年前埃及人發明蠟燭的舊趣。這項新科技不但將促成新的照明革命，還能啟動人類照明的復興，相信 2020 年將會是人類照明復興起飛的一年。

「這好光的發現，足以讓你角逐諾貝爾獎！」2017 年 5 月美國國際資訊顯示學會大會上，俄羅斯莫斯科州立大學（Moscow State Regional University）教授維克特．貝爾耶夫（Victor Belyaev）的這句話，或可算是同儕之間的肯定。有關「好光」的這項發現，能夠引起他的注意，可以想見「壞光」的肆虐，已經沒有國界之分。

從我們推動「好光」以來，經常會遇到同行專家細問相關問題。正因為他們目睹四溢的光害，已從他們這一代擴及

到了第三代，所以他們進一步追問如何選好光、用好光。其背後動機，都已經不再只是為了自己兒女的健康，而是為了孫子輩的權益與福祉。

為了捍衛親人、甚至是陌生人的健康與權益，我們會繼續宣導藍光的危害。我們希望更多人都能加入「防光害行動」，效法馬拉拉挺身而出的精神，勇敢向光汙染、藍害說「不」。

從現在開始，讓我們號召親朋好友一起來選好光、用好光，睡前不滑手機、看電腦，擁抱暗黑，重拾一夜好眠的幸福感！

國家圖書館出版品預行編目資料

擁抱暗黑：光電學家教你健康好眠的實用手冊／周卓煇作. -- 初版.
-- 臺北市：商周, 城邦文化出版：家庭傳媒城邦分公司發行, 2020.11
面；　　公分

ISBN　978-986-477-942-0(平裝)

1. 睡眠　2. 健康法

411.77　　　　　　　　　　　　　　　　　　　109016169

擁抱暗黑：光電學家教你健康好眠的實用手冊

作　　　者／周卓煇
責 任 編 輯／黃筠婷

版　　　權／黃淑敏、翁靜如、邱珮芸
行 銷 業 務／林秀津、王瑜、周佑潔
總　編　輯／程鳳儀
總　經　理／彭之琬
事業群總經理／黃淑貞
發　行　人／何飛鵬

法 律 顧 問／元禾法律事務所　王子文律師
出　　　版／商周出版
　　　　　　台北市中山區民生東路二段141號4樓
　　　　　　電話：(02) 2500-7008　傳真：(02) 2500-7759
　　　　　　E-mail：bwp.service@cite.com.tw
　　　　　　Blog：http://bwp25007008.pixnet.net/blog
發　　　行／英屬蓋曼群島商家庭傳媒股份有限公司城邦分公司
　　　　　　台北市中山區民生東路二段141號2樓
　　　　　　書虫客服服務專線：(02)2500-7718 · (02)2500-7719
　　　　　　24小時傳真服務：(02)2500-1990 · (02)2500-1991
　　　　　　服務時間：週一至週五09:30-12:00 · 13:30-17:00
　　　　　　郵撥帳號：19863813　　戶名：書虫股份有限公司
　　　　　　讀者服務信箱E-mail：service@readingclub.com.tw
　　　　　　歡迎光臨城邦讀書花園　　網址：www.cite.com.tw
香港發行所／城邦（香港）出版集團有限公司
　　　　　　香港灣仔駱克道193號東超商業中心1樓
　　　　　　Email：hkcite@biznetvigator.com
　　　　　　電話：(852)2508-6231　　傳真：(852)2578-9337
馬新發行所／城邦(馬新)出版集團【Cite (M) Sdn. Bhd.】
　　　　　　41, Jalan Radin Anum, Bandar Baru Sri Petaling,
　　　　　　57000 Kuala Lumpur, Malaysia
　　　　　　電話：(603)90578822　　傳真：(603)90576622
　　　　　　Email：cite@cite.com.my

封 面 設 計／徐璽工作室
電 腦 排 版／唯翔工作室
印　　　刷／韋懋實業有限公司
經　銷　商／聯合發行股份有限公司　電話：(02)2917-8022　傳真：(02)2911-0053
　　　　　　地址：新北市231新店區寶橋路235巷6弄6號2樓

■ 2020年11月10日初版
■ 2022年7月22日初版5.7刷

定價／380元

Printed in Taiwan

城邦讀書花園
www.cite.com.tw

版權所有 · 翻印必究
ISBN　978-986-477-942-0